DES INTERVENTIONS

SUR LE

YMPATHIQUE CERVICAL

dans le traitement

DE LA

MALADIE DE BASEDOW

PAR

le Docteur Georges LORENTZ,

ÉLÈVE A L'ÉCOLE D'APPLICATION DU VAL-DE-GRACE

LYON
IMPRIMERIE L. BOURGEON
Rue des Marronniers, 7

1899

DES INTERVENTIONS

SUR LE

SYMPATHIQUE CERVICAL

dans le traitement

DE LA

MALADIE DE BASEDOW

PAR

le Docteur Georges LORENTZ,

ÉLÈVE A L'ÉCOLE D'APPLICATION DU VAL-DE-GRACE

LYON

IMPRIMERIE L. BOURGEON

7, rue des Marronniers

—

1899

A MON PÈRE

A MA MÈRE

A MES FRÈRES

A MON PRÉSIDENT DE THÈSE

MONSIEUR LE PROFESSEUR PONCET,

Professeur de clinique chirurgicale,

Membre correspondant de l'Académie de Médecine,

Chevalier de la Légion d'honneur.

A MONSIEUR LE PROFESSEUR-AGRÉGÉ JABOULAY,

Chirurgien des hôpitaux.

Sur le point de quitter la Faculté de médecine de Lyon et l'Ecole du Service de santé militaire, notre reconnaissance ira à tous ceux qui, pendant ces trois années, nous ont porté de l'intérêt ou témoigné quelque sympathie, à tous ceux qui, par leurs conseils, ont contribué à nous guider dans les études de la profession médicale que nous embrassons.

Nous unirons dans un même sentiment de gratitude et de respect nos maîtres de la Faculté, des Hôpitaux et de l'Ecole ; nous essaierons de nous montrer digne d'eux.

M. le professeur Poncet nous a fait le grand honneur d'accepter la présidence de cette thèse ; nous lui en sommes profondément reconnaissant.

M. le professeur-agrégé Jaboulay, à qui revient l'idée de ce travail, a droit à nos plus vifs remerciements ; ses conseils, son expérience d'une question à laquelle il a attaché son nom, nous ont été d'un précieux secours pour le mener à bonne fin. Nous tenons particulièrement à lui exprimer notre gratitude pour son accueil si affable, et notre regret de quitter un Maître aussi aimable qu'éminent.

M. le Médecin principal Klein nous a accueilli avec une bienveillante sympathie à l'hôpital militaire de Sedan; nous conserverons le meilleur souvenir de ses intéressantes causeries médicales et l'assurons de nos sentiments respectueux.

Merci à nos camarades de promotion des sentiments de camaraderie qu'ils n'ont cessé de nous témoigner, et des excellentes amitiés que nous avons trouvées parmi eux.

Que nos intimes enfin nous permettent de les assurer ici de notre sincère affection.

G. L.

INTRODUCTION.

Depuis le jour où Graves et Basedow, en 1840, dégagèrent l'individualité du syndrome qui porte leur nom, et en eurent fait une véritable espèce morbide, il était resté convenu, pour tout le monde, que cette affection si singulière appartenait exclusivement aux médecins : seule, l'existence, habituelle, d'une tuméfaction de la glande thyroïde lui donnait un caractère chirurgical, mais qui s'effaçait devant des symptômes beaucoup plus graves d'ordre purement médical.

Dans ces dernières années, la question s'est tout à coup déplacée et la maladie de Basedow a peu à peu changé de maîtres : ce n'est plus dans les Sociétés de médecine, mais dans les Sociétés de chirurgie, dans les Congrès de chirurgie que l'on entend maintenant discuter la pathogénie de cette affection et formuler son traitement.

Cette révolution thérapeutique transforme complètement la question au point de vue de la pratique. Autrefois, en présence d'une maladie de Graves, la responsabilité du médecin se bornait, en général, à décider s'il devait prescrire une douche, de la belladone ou de l'opium. Aujourd'hui, si la maladie menace plus ou moins directement la santé générale ou la vie, si elle s'accompagne de troubles généraux trop exagérés, la question du traitement comporte une décision capitale : est-il indifférent, en effet, pour le médecin et pour le malade, de savoir s'il faut réséquer le sympathique, enlever la thyroïde ou bien attendre patiemment la guérison, en l'aidant de moyens médicaux plus ou moins anodins?

Ce revirement n'est pas du tout affaire de caprice ou de hasard. Il a été tout naturellement la conséquence logique de cette loi d'évolution qui enchaîne le traitement des maladies aux variations des doctrines sur leur étiologie et leur nature.

Après avoir porté leur intervention, sous l'influence de théories thyroïdiennes trop exclusives, sur le goitre lui-même, les chirurgiens interviennent à l'heure actuelle, sous l'influence de vues pathogéniques différentes, sur le sympathique cervical.

C'est l'étude de cette récente conquête de la chirurgie nerveuse, conquête lyonnaise, qui fera l'objet de ce modeste travail.

Nous montrerons d'abord, dans un historique rapide, l'évolution des théories pathogéniques et des méthodes thérapeutiques dans la maladie de Basedow, puis nous ferons l'historique de la sympathicotomie (chapitre Ier).

Dans un second chapitre, nous essaierons, en montrant les rapports qui unissent la physiologie pathologique du goitre exophtalmique à la physiologie du sympathique, d'étayer sur des bases solides l'étude des résultats qu'ont donné, dans la maladie de Basedow, les interventions sur le sympathique cervical.

Le chapitre III sera consacré à l'étude critique de la valeur des différents procédés employés dans la chirurgie du sympathique, et le chapitre IV à l'exposé du manuel opératoire, en insistant surtout sur les difficultés que le chirurgien peut rencontrer (procédé de choix).

Nous exposerons dans le chapitre V, les résultats thérapeutiques dans leur ensemble. Nous n'avons certes pas la prétention de juger en dernier ressort, définitivement, une opération dont la pratique et l'usage, en se généralisant, en vieillissant, mettront mieux en relief les avantages et les désavantages : nous la jugeons d'après ses résultats présents, d'après nos connaissances actuelles.

Enfin, nous terminerons (chapitre VI) en établissant, autant que faire se peut, les indications de la sympathicotomie.

CHAPITRE PREMIER.

L'ÉVOLUTION DES DOCTRINES PATHOGÉNIQUES ET DES MÉTHODES THÉRAPEUTIQUES DANS LA MALADIE DE BASEDOW. HISTORIQUE DE LA SYMPATHICOTOMIE.

Il existe un parallélisme étroit entre les opinions régnantes sur la pathogénie d'une affection et le traitement qu'on lui oppose à chaque moment de son histoire : j'entends bien entendu le traitement causal, celui qui s'élève au-dessus des vagues indications de symptômes, pour remonter à la source du mal et l'atteindre dans ses origines.

Sans parler de la révolution suscitée par les doctrines microbiennes dans la thérapeutique des maladies infectieuse aurait-on jamais eu l'idée de prescrire aux diabétiques de l'antipyrine ou du bromure, si les recherches de Claude Bernard n'avaient démontré la fréquence de l'origine nerveuse de la glycosurie ? Eut-on songé à traiter la chorée de Sydenham par le salicylate de soude ou l'arsenic, si les données pathogéniques n'avaient indiqué ses rapports avec les affections rhumatismales ?

D'ailleurs, la réciproque est vraie, et si le traitement s'inspire des enseignements théoriques que lui apporte la notion étiologique, il lui fournit par un juste retour un précieux instrument de contrôle.

La maladie de Basedow n'a pas échappé à cette règle. Les innombrables traitements, qu'on n'a cessé de diriger contre elle, ont toujours suivi pas à pas les idées doctrinales sur sa nature essentielle.

Les premiers observateurs, créateurs du syndrome, n'ont pas cherché beaucoup, à vrai dire, quel était le lien physiologique qui unissait l'un à l'autre l'exophtalmie, la tachycardie, la tuméfaction thyroïdienne, le tremblement, la thermophobie, les troubles moteurs, sensitifs, sécrétoires, génitaux, psychiques, etc., qu'en cliniciens consommés, ils avaient si bien décrits.

Basedow, frappé des rapports du goitre exophtalmique avec la chlorose, étaie son explication sur ces rapports. Beau, Bouillaud, Hiffelsheim, et tout récemment Capitan (1), se rallient à cette vue : c'est la *Cachexia exophtalmica*, la *glotzaugen dyscrasie*, la *chlorose thyroïdienne*.

Graves, Stokes soutiennent avec talent la théorie cardio-vasculaire, faisant jouer à la tachycardie et aux troubles cardio-vasculaires le rôle prédominant. Sans doute il est très ordinaire que les troubles circulatoires (palpitations, battements artériels, gonflement des vaisseaux du cou) précèdent chronologiquement tous

(1) Capitan. - Soc. de Biologie, déc. 1897 et juillet 1898.

les autres ; et l'on a depuis longtemps remarqué que cette catégorie de symptômes était dans la majorité des cas non seulement la plus précoce, mais encore la plus constante, celle qui ne fait jamais défaut, même dans les cas les plus frustes. La tachycardie paroxystique essentielle est peut-être même une forme très incomplète de la maladie de Basedow, un de ces *goitres exophtalmiques sans goitre*, suivant l'expression consacrée.

Mais est-ce là vraiment une raison pour soutenir, comme Germain Sée, que la tachycardie est la « cheville ouvrière de toute l'œuvre » ?

Et d'abord les cas ne manquent pas où le goitre a longtemps précédé les autres symptômes : tous les chirurgiens ont observé ces goitres *basedowifiés*.

En outre, de nombreuses autopsies ont montré que le cœur était le plus souvent trouvé sain, et on conçoit d'autre part très bien qu'une lésion préexistante doit être aggravée par la maladie de Basedow, et que le surmenage imposé au cœur dans cette affection suffit même à en produire la dilatation ou l'hypertrophie permanente. Les lésions cardiaques en définitive peuvent bien être le résultat, elles ne sauraient être la cause.

Mais ce sont les troubles nerveux qui ont été invoqués comme cause essentielle de cette affection dès les premières descriptions.

Les rapports morbides et l'étiologie de la maladie de Basedow sont tout en faveur d'une affection nerveuse.

Nous y trouvons constamment l'hérédité nerveuse similaire : hystérie, épilepsie, aliénation mentale, chorée, paralysie agitante, tabes.

Dans les causes occasionnelles qui font apparaître le syndrome, nous retrouvons encore le système nerveux : émotions morales, vive frayeur, traumatisme, nouvelle fâcheuse, colère violente, surmenage intellectuel, influence dépressive quelconque.

Enfin la symptomatologie est nettement celle d'une affection nerveuse pour la plupart de ses troubles, les troubles psychiques surtout : les malades sont irritables à l'excès. « En général, dit Rendu (1), elles présen-
« tent une activité, un besoin de déplacement, une mo-
« bilité, une instabilité qu'on ne leur connaissait pas.
« De taciturnes, elles deviennent loquaces ; on les voit
« parler avec une volubilité extraordinaire, soutenir
« des paradoxes tout à fait en désaccord avec leur ma-
« nière de voir ordinaire. »

Et souvent ce sont là les troubles qui se montrent les premiers, même avant la tachycardie ; ce sont eux qui dominent dans beaucoup de cas. Ils peuvent enfin persister quand tous les autres symtômes ont disparu.

L'anatomie pathologique intervint alors, et l'on s'ingénia à trouver et à décrire des lésions, mais trop nombreuses, trop variées de nature et de siège pour avoir une signification précise.

Tour à tour, le cordon sympathique et les ganglions sympathiques (Trousseau, Peter et Lancereaux, Traube

---

(1) Rendu. — *Dictionnaire encyclopédique des sciences médicales.*

et Recklinghausen, Virchow, Biermer, Grasset), la moelle et le bulbe (Karl Grube, Scheadle), la protubérance, les corps restiformes (Mendel), le faisceau solitaire (Marie) furent en cause. Et toutes les variétés possibles de lésions, inflammation, atrophie, transformation conjonctive, congestion, hémorragie, foyers de ramollissement furent constatés.

Mais il est vrai d'ajouter que le plus souvent l'autopsie la plus minutieuse ne releva aucune lésion (Ranvier, Déjérine).

Aussi devant ces résultats incertains de l'anatomie pathologique, la plupart des cliniciens classèrent-ils le goitre exophtalmique dans le cadre des maladies nerveuses par simple trouble fonctionnel, en d'autres termes dans le cadre des névroses (Charcot et Rendu).

Etait-ce là une solution, ou un « aveu d'impuissance ».

C'est alors que s'élevèrent les théories thyroïdiennes. On invoqua d'abord la compression au niveau des organes du cou (Tillaux, Taylor, Piorry, Kœben), mais comment expliquer les cas où le goitre manque, ceux où le goitre ne s'est développé que secondairement à l'apparition des autres troubles ? Comment concevoir que les plus gros goitres, les lymphadénomes énormes du cou, ne s'accompagnent ni de tachycardie, ni de tremblement ?

A cette explication manifestement reconnue insuffisante a succédé celle des modifications de la sécrétion. Möbius est le premier qui ait envisagé cette pathogénie. Toutes les opinions à ce sujet ont trouvé leurs défenseurs : l'*hyperthyroïdisation* (Notkine) (1), la *dysthyroïdisation* (Renaut) (2), la *parathyroïdisation* (Moussu), les *troubles de l'excrétion thyroïdienne* (Renaut).

Mais il faudrait d'abord connaître la physiologie normale du corps thyroïde qui n'existe encore qu'à l'état d'abstraction histo-chimique.

D'ailleurs il n'entre pas dans notre cadre d'exposer ni de discuter ces théories ; notre but est simplement de montrer, comme l'indique le titre de ce chapitre, comment l'évolution de toutes ces doctrines pathogéniques influa sur le traitement de la maladie de Basedow.

Tant qu'on ne vit dans cette affection qu'un état primitivement dyscrasique et une sorte d'anémie cachectisante, les toniques parurent nettement indiqués. Mais on y renonça vite du jour où l'on s'aperçut que l'affaiblissement progressif, la cachexie, l'amaigrissement quelquefois si rapide n'étaient que des manifestations secondaires et que, loin d'y remédier, les toniques, surtout le fer, n'avaient souvent d'autre effet appréciable que d'accroître l'irritabilité nerveuse et de provoquer des paroxysmes.

La théorie cardio-vasculaire devait susciter la pensée d'appliquer au goitre exophtalmique le traitement des maladies du cœur. De là, l'emploi dès longtemps conseillé des préparations de digitale ou de strophantus (Fergusson), de l'ipéca à dose nauséeuse (Dieulafoy).

---

(1) Notkine.— *Semaine médicale*, 3 mai 1893.

(2) Congrès de Neurologie de Bordeaux, 1895.

Notons qu'au moment des paroxysmes, cette médication symptomatique est d'un heureux effet : la dyspnée et la tachycardie qui sont à ce moment, chez les basedowiens, les symptômes les plus menaçants sont souvent ainsi heureusement modifiés.

A partir du moment où Charcot et l'Ecole de la Salpêtrière virent dans la maladie de Basedow un désordre nerveux fonctionnel et sans localisation bien précise, on fut tout naturellement conduit à essayer le classique traitement des névroses : les bromures, la belladone, la valériane, l'opium et enfin l'hydrothérapie. Chacun de ces moyens sans doute a donné quelques résultats comme atténuation des symptômes et ils restent encore, faute de mieux, la base du traitement médical. Ce n'est qu'après les avoir épuisés, qu'on se décide aux risques d'une intervention opératoire, car il ne faut pas oublier que la maladie de Basedow est capable de rétrocéder spontanément.

L'essor rapide des doctrines thyroïdiennes devait faire entrer la question dans une phase toute nouvelle.

Puisque la sécrétion de la glande, exagérée, insuffisante ou pervertie, est la cause de tout le mal, il s'agit de supprimer ce trouble fonctionnel ou d'en corriger les effets.

Deux moyens s'offraient : la *médication thyroïdienne*, l'*intervention chirurgicale*.

Mais l'opothérapie eut des mécomptes : Mendel, Ewald, Senator, Dreyfus-Brisac signalèrent les dangers de la méthode, dangers que Ballet et Henriquez (1)

(1) Ballet et Henriquez. — *Semaine médicale*, 1895.

ont mis en relief par l'expérimentation, et qui consistent dans l'aggravation des symptômes.

Les chirurgiens intervinrent de leur côté.

Pour supprimer la glande thyroïde, nous disposons de deux moyens : l'affamer en liant ses artères, l'enlever en tout ou en partie.

La *ligature des artères thyroïdiennes* a été pratiquée avec quelques succès par Mickulicz, Trendelenburg, Wölffler, Rydygier, Kocher de Berne ; mais ce n'est là en somme qu'une demi-mesure.

La première intervention portant sur le goitre lui-même, fut pratiquée par Watson, en 1873. La seconde appartient à Lister. M. le professeur Ollier, en 1877, ouvrait avec des flèches de canquoin et traitait par l'injection iodée, un goitre kystique à symptômes basedowiens. Enfin, en 1880, Tillaux faisait la première thyroïdectomie chez une malade atteinte de maladie de Graves (il s'agissait d'un goitre parenchymateux basedowifié).

Depuis cette époque, les interventions de toute espèce, portant sur la glande thyroïde dans le goitre exophtalmique, se comptent par centaines, soit à l'étranger, soit en France : l'*énucléation intra-glandulaire* ou *strumectomie* de Socin, la *thyroïdectomie totale*, la *thyroïdectomie partielle*, l'*exothyropexie* de MM. Poncet et Jaboulay ont été pratiquées par de nombreux chirurgiens.

Si nous rejetons la thyroïdectomie totale qui entraîne à peu près sûrement le myxœdème opératoire, malgré l'avis de Péan, il reste la strumectomie de Socin, qui ne peut s'appliquer qu'aux tumeurs nettement limitées, l'exothyropexie et la thyroïdectomie partielle.

L'exothyropexie a pour elle sa facilité relative, sa rapidité, l'absence d'hémorragie, mais d'une part, elle expose plus que toute autre intervention peut-être, à l'intoxication thyroïdienne chez les basedowiens, et, d'autre part, l'atrophie du corps thyroïde n'a pas toujours succédé à la *mise à l'air* : la *régénération du goitre* est fréquente, ce qui prouve bien, comme l'a dit M. Jaboulay, sa nature spéciale, que ne peuvent pas expliquer à elles seules les théories thyroïdiennes.

La thyroïdectomie partielle s'accompagne d'accidents immédiats, hémorragies, entrée de l'air dans les veines, qui sont notablement accrus dans une intervention sur le goitre exophtalmique, en raison de la forme diffuse de la tumeur, de sa grande vascularisation, du mauvais état général.

En outre, comme l'exothyropexie, elle n'est pas suivie le plus souvent de l'atrophie de la glande, ainsi qu'il arrive dans le goitre simple. L'ablation partielle semble provoquer au contraire dans le goitre exophtalmique, une rapide hyperplasie dans le lobe restant, ou, si les deux lobes ont été enlevés, dans l'isthme de la glande (cas de M. Jaboulay).

Comme l'exothyropexie encore, la thyroïdectomie partielle, si elle semble agir sur la tachycardie, n'agit en rien sur l'exorbitisme.

Mais ces inconvénients, cette insuffisance disparaissent comme importance devant les faits, aujourd'hui si nombreux, de morts à peu près foudroyantes, survenues quelques heures après l'opération la plus heureuse, sans que rien à l'autopsie puisse expliquer ces morts rapides.

Dans la journée, dans la nuit qui suivent l'intervention, le malade est pris brusquement d'angoisses, de sueurs profuses, de dyspnée, d'une soif ardente. La tachycardie devient excessive, elle atteint parfois 200 pulsations, la température s'élève jusqu'à 40° et 41°, et le malade est emporté en quelques heures, au milieu de l'adynamie, par arrêt du cœur et collapsus.

Tout le monde est d'accord aujourd'hui pour expliquer ces accidents par la brusque pénétration dans le sang, des produits thyroïdiens altérés. L'organisme est envahi par un excès de toxines thyroïdiennes, peut-être non transformées par le passage dans les voies lymphatiques, comme le veut M. Renaut, et que cet envahissement soit consécutif à l'ouverture chirurgicale des vaisseaux (Putnam), ou que simplement la malaxation de la tumeur au moment de l'acte opératoire, l'irritation des tissus de la glande et le tiraillement des filets nerveux (M. Poncet), provoquent une surexcitation passagère de la sécrétion déjà pervertie.

Et la résorption à dose massive de ces produits surabondants et toxiques détermine tous les degrés de la *fièvre thyroïdienne*, depuis sa forme la plus légère jusqu'à l'intoxication suraiguë, dont nous avons plus haut esquissé le tableau.

Dans son remarquable travail sur la *Thérapeutique chirurgicale du Goitre*, M. Bérard, professeur agrégé de cette Faculté, a rassemblé toutes les grandes statistiques publiées sur ces questions : Freiberg, Buchanan, Briner, Lemke, Krönlein, Heidenreich, Mickulicz, Putnam, Rydygier, Allen-Staw.

« Tous s'accordent, dit M. le professeur Poncet (1), « pour démontrer que la thyroïdectomie ou les énu« cléations chez les basedowiens, comportent avec 45 « à 50 % de guérisons ou d'améliorations définitives, « 15 à 30 % de mortalité immédiate. Dans ma pratique « personnelle, j'ai eu 2 morts sur 12 opérés. »

Allen-Staw a réuni 190 cas : il relate 33 morts rapides (*Medical News*, 1896).

Tricomi, sur 72 cas, en signale 23. (*Il Policlino*, 1896).

Ce court exposé montre suffisamment combien les résultats des interventions sur le corps thyroïde étaient peu encourageants. Ce fut à la suite même d'un insuccès de la thyroïdectomie et de l'exothyropexie, que M. Jaboulay, abandonnant les interventions thyroïdiennes, d'une part pour leur insuffisance et la fréquence des récidives, d'autre part à cause de leurs dangers, fut amené à envisager la question du traitement du goitre exophtalmique sous un aspect tout différent.

Il s'agissait d'une malade ayant épuisé toutes les ressources du traitement médical. Après avoir à deux reprises subi l'exothyropexie, à deux reprises la thyroïdectomie partielle, cette malade, à qui il ne restait plus que le lobe médian, n'était cependant pas guérie. Ce lobe médian s'était même hypertrophié, et la circonférence du cou qui était de 25 centimètres après la dernière thyroïdectomie, avait progressivement augmenté jusqu'à 35 centimètres :

(1) Académie de Mé'ecine, 14 septembre 1897.

« Il faut que ce goitre relève des centres nerveux, « dit M. Jaboulay (1), pour échapper ainsi aux lois de « la physiologie pathologique des goitres ordinaires. « Devant l'insuccès des interventions thyroïdiennes, « chez une malade que j'avais opérée 5 fois en 3 ans, « *j'ai voulu agir sur le cordon intermédiaires entre les « centres nerveux et la glande thyroïde, sur le sympa- « thique cervical, dont la maladie de Basedow offre au « moins pour deux de ses symptômes cardinaux, les « palpitations et l'exophtalmie, le tableau d'une excita- « tion intense.* J'ai donc pratiqué la section du sympa- « tique cervical. »

C'est le *8 février 1896* que M. Jaboulay fit pour la première fois, la sympathicotomie dans la maladie de Basedow. Il avait déjà pratiqué cette opération depuis 1894 sur des épileptiques, suivant ici les traces d'Alexander (1889), de Kümmer et Jacksch (1892), de Bogdanisch et Baracz (1893), et ce sont les effets de cette section sur l'œil, plusieurs fois constatés, qui lui en inspirèrent l'application au goitre exophtalmique.

Le 22 mars 1896, M. Jaboulay publiait une première note dans le *Lyon médical*, et le *31 mars* un second cas. *En juillet*, M. Gayet, son interne, présentait en son nom, à la Société de médecine de Lyon, un troisième cas. Enfin, à la même époque, Ahmed-Hussein réunissait dans sa thèse ces trois observations.

Donc en juillet 1896, M. Jaboulay avait publié ou fait publier trois cas de section du sympathique cer-

---

(1) *Lyon Médical*, 22 mars 1896.

vical sur des basedowiens. Nul autre travail n'avait paru sur ce sujet et les publications précédentes établissent sans conteste sa priorité.

A ce moment la méthode était créée, la théorie étayée, les documents opératoires déjà concluants. Ce ne fut que le *21 octobre 1896*, au Xme congrès de chirurgie que se produisirent le même jour deux communications sur ce sujet : l'une, de M. Abadie, interprétait le goitre exophtalmique par l'irritation permanente des fibres vaso-dilatatrices du sympathique et concluait à la section de ce nerf comme moyen de traitement.

L'autre, de M. Jonnesco de (Bucharest), rapportait deux cas, postérieurs à ceux de M. Jaboulay, dans lesquels il avait pratiqué des deux côtés une résection partielle du sympathique cervical, comprenant les deux ganglions supérieurs jusqu'au-dessous de la crosse de l'artère thyroïdienne inférieure ; la première de ces interventions était du *17 août*.

Au récent congrès de chirurgie d'octobre 1898, M. Jonnesco a revendiqué la paternité de la méthode qui consiste à réséquer une certaine hauteur, toute la hauteur même du cordon nerveux, et qu'il avait préconisée dans diverses publications ; *Centralblatt für chirurgie*, 9 février 1897 : *Archives provinciales de chirurgie*, 2 février 1897 ; congrès de Moscou, août 1897 ; onzième congrès de chirurgie, octobre 1897.

Nous montrerons plus loin que la résection étendue, et à plus forte raison la résection totale, sont inutiles et doivent être rejetées.

Et d'ailleurs la sympathectomie étendue serait-elle

recommandable, scientifiquement on doit la considérer comme *fille de la sympathicotomie* puisqu'elle veut atteindre son but et que son ambition est de le mieux atteindre. Dans cette voie, tout chirurgien modifiant le procédé opératoire d'un prédécesseur pourrait s'honorer d'une découverte.

Les interventions sur le sympathique cervical dans la maladie de Basedow ont déjà atteint un nombre respectable de cas depuis 5 ans : nous en avons relevé quarante-huit dans la littérature médicale (1).

Dix-sept cas appartiennent à M. Jaboulay, dix à M. Jonnesco ; les autres observations sont :

De Faure (3) ;

De Quénu et Chauffard (1) ;

De Soulié (de Marseille) (1) ;

De Cerkez et Juvara (de Bucharest) (1) ;

De Combemale et Gandier (1) ;

De Durand (de Lyon) (1) ;

De Pengniez (d'Amiens) (1) ;

De Témoin (de Bourges) (1) ;

De Delagénière (d'Angers) (1) ;

De Gérard-Marchant (7) ;

De Schwartz (1) ;

De Depage (de Bruxelles) (1).

Nous allons dans les pages suivantes essayer de montrer comment on peut comprendre l'effet thérapeutique de la sympathicotomie, en d'autres termes, quels sont les rapports qui unissent la physiologie pathologique du goitre exophtalmique à la physiologie du grand sympathique.

---

(1) Voir index bibliographique.

CHAPITRE II.

LA PHYSIOLOGIE PATHOLOGIQUE DE LA MALADIE DE BASEDOW ET LE SYSTÈME NERVEUX SYMPATHIQUE.

Quel est le rôle du grand sympatique dans la maladie de Basedow ?

Peut-on rattacher tous les signes de cette affection ou seulement certains d'entre eux à un trouble des fonctions de ce nerf, quelle que soit la cause de ce trouble ?

Tel est le but de nos recherches que nous appuierons sur les opinions déjà émises et sur la physiologie normale.

Et d'abord est-il nouveau de penser que le grand sympathique intervient dans la maladie de Basedow ? Assurément non.

Mais, chose singulière, c'est surtout par la paralysie de ce nerf que quelques auteurs avaient déjà songé à interpréter le syndrome thyroexophtalmique, alors que cette paralysie, réalisée expérimentalement par la section chez l'animal (Cl. Bernard) représente précisément l'inverse des symptômes de cette affection.

Toutefois la section chez l'animal produit au moins un des symptômes du goitre exophtalmique, la *dilatation vasculaire*. Or, cet effet incontesté suffisait aux partisans de la théorie (Aran, Friedreich, Jaccoud, Germain Sée, Panas), car, à lui seul il permettait de comprendre tous les autres : d'abord, il expliquait mécaniquement la tachycardie en vertu de l'abaissement de pression et conformément à la loi de Marey sur l'uniformité du travail du cœur, le cœur va vite parce qu'il est moins chargé. Quant au goitre et à l'exophtalmie, la turgescence vasculaire les expliquait facilement.

Germain Sée joignait même pour la commodité de l'exposition la paralysie du vague à celle du sympathique.

Ces hypothèses, insuffisantes et incomplètes, n'eurent d'ailleurs pas grand crédit.

Trousseau (1), le premier, avait entrevu que l'excitation du sympathique pouvait expliquer les symptômes cardinaux de la maladie de Basedow, et Rosenthal (2), en 1878, émettait l'hypothèse d'une excitation des vaso-dilatateurs seuls :

« Si l'on admet, dit cet auteur, que la dilatation vas-« culaire n'est pas un fait de paralysie, mais bien un « processus actif par fonctionnement exagéré des « nerfs vaso-dilatateurs, on comprendra alors que

(1) Trousseau. — Cliniques de l'Hôtel-Dieu, t. II.

(2) Rosenthal. — *Traité clinique des maladies du système nerveux.*

« les dilatations vasculaires et les hyperhémies pro-
« longées dans la glande thyroïde et l'orbite provo-
« quent par l'hyperplasie et la prolifération conjonc-
« tive la formation d'un goitre et la saillie du globe
« oculaire. »

L'expérimentation entre les mains de Dastre et Morat est venue confirmer et préciser ce langage prophétique, et la théorie qu'il contient implicitement a été reprise par Abadie (1) à propos des premières observations de M. Jaboulay.

Nous verrons que si cette théorie peut apporter sa pierre à l'édifice, elle est d'une part en désaccord physiologique avec certaines manifestations de la maladie de Basedow, l'exophtalmie en particulier, et que d'autre part elle n'explique que très imparfaitement la diversité des symptômes.

Il faut voir plus simple, et, sans pratiquer de semblables dissections physiologiques, dire, comme l'a énoncé le premier M. Jaboulay, que « le goitre « exophtalmique représente le tableau d'une excita- « tion intense du sympathique cervical », excitation qui, sous les yeux de Claude Bernard, de Brown-Séquard, de Vulpian, de Heidenhain, de Morat, etc., etc., a produit la dilatation pupillaire, l'exophtalmie, l'écartement des paupières, l'allongement de la fente palpébrale, la sécrétion parotidienne, sous-maxillaire, lacrymale, sudorale, l'accélération du cœur, la vasomotricité.

---

(1) Abadie. — Xme Congrès de chirurgie, 1896, et *Presse médicale*, 3 nov. 18[illegible]

Cette excitation peut être primitive et dépendre d'un simple trouble fonctionnel ; elle peut être secondaire et dépendre d'une lésion anatomique, d'une compression, d'une intoxication, d'une infection, d'une action réflexe. Le plus souvent, nous en sommes réduits à ce sujet à de simples hypothèses. Et ces différentes causes étiologiques, dont nous ignorons l'essence, dont la détermination nous est encore refusée, doivent créer autant de différentes formes de la maladie.

Enfin cette excitation primitive ou secondaire peut porter sur les divers centres du sympathique, sur les divers points du trajet même de ce nerf ou de ses plexus, sur ses terminaisons dans l'intimité même des tissus. Et cette excitation réagira soit sur l'ensemble des filets vaso-moteurs oculaires, viscéraux, cardiaques, excito-sécrétoires, etc., soit seulement sur divers groupes de fibres nerveuses, mais dans des conditions, dans des proportions que, ni la clinique, ni la physiologie, ni la pathologie expérimentale ne nous permettent encore d'élucider.

Un fait indéniable et certain, c'est que l'intermédiaire entre la cause et ses effets, c'est le grand sympathique : « Quelle que soit la cause initiale de cette « singulière maladie, dit M. le professeur Morat, il est « évident, à première vue, que sa symptomatologie « relève de la connaissance d'un mécanisme nerveux : « celui de la portion cervicale du système ganglion- « naire (1). »

Nous allons entrer dans le détail des principaux

(1) J. P. Morat. — *Presse médicale*, 22 déc. 1897.

symptômes, et l'analyse physiologique nous montrera partout la trace de l'excitation du sympathique.

Tachycardie. — Pour la tachycardie, rien n'est plus simple. Elle a deux mécanismes bien connus qui sont la paralysie du pneumogastrique et l'excitation du sympathique.

Mais, comme l'a démontré François-Franck, la section des vagues accélère simplement le nombre des battements du cœur, tandis que l'excitation du sympathique donne des systoles *à la fois plus fréquentes et plus intenses*, ce qui est le cas de la tachycardie basedowienne.

Le mécanisme de l'action du sympathique sur le cœur permet même de saisir jusqu'à un certain point le mécanisme réflexe des causes premières de la maladie.

« Le muscle cardiaque, dit François-Franck (1), « possède par lui-même, quand il est dégagé des in« fluences nerveuses, la propriété de réagir rythmi« quement en présence des excitations nerveuses phy« siologiques, telles que celles que produit le sang en « circulation dans son intérieur. Mais cette propriété « se subordonne à l'action nerveuse qui s'exerce loca« lement et mécaniquement par les ganglions cardia« ques, et qui, par le système nerveux central, peut « établir des relations de la fonction cardiaque et des « autres fonctions de l'organisme. C'est dans ce sens « que peut être comprise l'influence accélératrice cen-

(1) Dict. Dechambre. — *Art. Sympathique.*

« trale s'exerçant sur le rythme cardiaque par l'entre-
« mise du sympathique dont l'activité répond elle-
« même à des sollicitations directes et multiples (cer-
« tains états du sang, quelques poisons) ou réflexes
« (irritations variées périphériques). »....... « Des in-
« fluences centrales peuvent intervenir pour activer
« les mouvements du cœur et les mettre en harmonie
« avec l'activité organique..... Mais ces adaptations
« s'opèrent surtout par la voie réflexe. »

Et François-Franck cite alors des faits d'irritation de l'estomac, de l'utérus, des nerfs sensibles propres du cœur réagissant par voie réflexe. Les centres cardiaques accélérateurs peuvent aussi être excités directement : anémie essentielle (Schiff et Mosso), état asphyxique du sang (Dastre et Morat).

Dilatations vasculaires. — Il n'est pas aussi facile de rattacher à une excitation du sympathique les dilatations vasculaires.

Comment expliquer, en effet, cette vaso-dilatation constatée aux vaisseaux du cou, de la glande thyroïde, des tempes, des conjonctives, de la rétine, de l'arrière-cavité orbitaire, du bulbe, de la cavité abdominale, étant donné que l'excitation du sympathique est vaso-constrictive ?

Pour résoudre cette difficulté, nous considérerons :

1° Une action nerveuse directe, primordiale ;

2° Une action nerveuse réflexe, accessoire.

1° Action nerveuse directe. — Dastre et Morat ont montré le mélange fibre à fibre dans les cordons sympathiques de nerfs vaso-constricteurs et de nerfs vaso-dilatateurs. Ils ont démontré (1) que si l'excitation de certains filets, comme les *rami communicantes* des 3e, 4e et 5e paires dorsales, produit la vaso-constriction, l'excitation de certains autres, comme les *rami communicantes* des 8e paire cervicale, 1re et 2e paires dorsales, produit la vaso-dilatation.

Ainsi, il y a dans le système sympathique des filets dilatateurs et des filets constricteurs. Que produira donc une excitation *totale* de ces divers filets antagonistes? *A priori*, il est tout au moins permis de conclure qu'elle ne produira pas plus de constriction que de dilatation.

Mais d'autres expériences de Dastre et Morat rendent probable la prédominance de la vaso-dilatation, lorsque cette excitation est à la fois totale et *centrale*.

« Que deviennent ces nerfs inhibiteurs en arrivant « dans les ganglions? L'expérience suivante indique « qu'ils s'y terminent et s'y perdent tout au moins en « partie : l'excitation en masse du cordon sympathique » immédiatement au-dessous du ganglion stellaire « produit habituellement la vaso-dilatation, tandis « que l'excitation pratiquée au-dessus du ganglion « cervical inférieur provoque habituellement la cons- « triction. »

Ainsi, si nous suivons la chaîne sympathique des centres vers la périphérie, à chaque ganglion nous verrons d'une part l'influence vaso-dilatatrice diminuer, puisqu'un certain nombre de filets inhibiteurs

---

(1) Société de Biologie, 1883, et Recherches expérimentales sur le système nerveux vaso-moteur, Paris, 1884.

s'arrêtent au « relai ganglionnaire », et d'autre part l'influence vaso-constrictive s'accroître, parce que « chaque ganglion est non seulement un centre « d'inhibition, mais un centre de tonus vasculaire » (Morat).

Inversement, si nous remontons la chaîne, nous voyons à chaque ganglion l'influence vaso-constrictive diminuer et par contre le nombre des filets vaso-dilatateurs augmenter sans cesse.

De ces expériences et de cette discussion se dégage donc cette conclusion : *pour les filets sympathiques vaso-moteurs, l'excitation centrale agit dans le même sens que la paralysie périphérique, l'une et l'autre diminuant le tonus vasculaire.*

Et si nous admettons le siège toujours central de l'excitation pathologique du sympathique dans la maladie de Basedow, quelle que soit son origine, nous aurons donné de la vaso-dilatation une explication rationnelle.

La section du sympathique s'accompagnera donc d'une constriction au moins relative, puisqu'elle soustraira les vaisseaux à une excitation pathologique agissant dans le sens de l'inhibition vasculaire. Et c'est ce que l'on observe au niveau du cou et du goitre, dont la turgescence et les battements diminuent.

Mais par contre, cette section fait apparaître le plus souvent chez les basedowiens, comme chez l'animal en expérience, de la congestion faciale, conjonctivale, rétinienne! Notre explication est-elle ruinée de ce fait? Nous ne le croyons pas, mais il y a là une dissociation dont la cause nous échappe et dont nous retrouverons, d'ailleurs, des exemples aussi caractéristiques.

2° Action nerveuse réflexe. — Ce mécanisme, secondaire à l'éréthisme cardiaque, vient d'être établi récemment par de Cyon (1).

L'éréthisme cardiaque agit sur le nerf dépresseur et provoque ainsi, par voie réflexe, la dilatation des vaisseaux de l'abdomen, du cou et de la tête. Bien entendu, il ne s'agit là que d'un mécanisme accessoire, mais auquel la prédominance du symptôme tachycardie donne une importance indubitable. Il est bien certain qu'un cœur surmené, dont les systoles, d'une violence extrême, se renouvellent 150 fois par minute, doit exercer quelque action sur son nerf dépresseur, et provoquer du côté de l'abdomen et du cou, des phénomènes de vaso-dilatation.

Goitre. — Ce qui domine dans le goitre de la maladie de Basedow, c'est encore l'hyperhémie, cette hyperhémie qui, pour Abadie, est le principal trouble, celui autour duquel gravitent tous les autres symptômes.

Les fortes pulsations de la tumeur, ainsi que les souffles dont elle est le siège, la variabilité de son volume qui augmente à l'époque de la menstruation, après les efforts musculaires, au moment des émotions, et aussi sa consistance molle et sa réductibilité, enfin les hémorragies qui trop souvent se sont produites dans les interventions chirurgicales, tous ces caractères montrent bien que le vrai goitre de Basedow est un *goitre de congestion.*

---

(1) De Cyon. — Académie des Sciences, 1897.

Et l'hypothèse de l'excitation centrale se trouve ici directement vérifiée par l'expérimentation.

M. le professeur Morat et son élève, M. Briau (1), ont en effet réalisé des expériences consistant à exciter en divers points le sympathique et à observer, à l'aide d'un pléthysmographe spécial, les variations de volume de la thyroïde.

« On peut, en excitant le sympathique, dit M. Mo-« rat (2), faire contracter les vaisseaux thyroïdiens ; « on peut, en excitant le sympathique, faire dilater « ces mêmes vaisseaux. Ces effets opposés ne s'obtien-« nent pas au hasard de l'expérience, mais dans de « certaines conditions, et conformément à de cer-« taines lois qui ont été établies sur la connaissance « des faits du même genre. *Si l'excitation est faite sur « le cordon cervical du sympathique, c'est-à-dire assez « près du corps thyroïde, c'est la constriction vasculaire « que l'on observe*, exactement comme il arrive pour « les vaisseaux du pavillon auriculaire, dans l'expé-« rience de Claude-Bernard et de Brown-Séquard. *Si, « au contraire, l'excitation est faite sur la chaîne tho-« racique dans sa partie supérieure, c'est la congestion « de l'organe qui en est la conséquence*, et cela exacte-« ment comme pour le pavillon de l'oreille, conformé-« ment à ce que Dastre et moi avons observé. »..... « Cela tient à ce que les nerfs dits vaso-dilatateurs « sont en réalité des inhibiteurs vasculaires, et l'inhi-« bition est un phénomène consommé dans les centres

(1) Briau. — Thèse de Lyon, 1897.

(2) Morat. — *Presse Médicale*, décembre 1897.

« nerveux, dans l'espèce au niveau des ganglions de
« la base du cou. Une fois de plus, le grand sympa-
« thique nous apparaît comme un système double,
« d'une part moteur, et d'autre part inhibiteur, dont
« les éléments antagonistes s'équilibrent en vue de la
« régularisation de la circulation d'un organe donné.
« Tout ce système moteur est dans son ensemble com-
« parable à une sorte d'Y dont les deux branches
« supérieures, souvent mêlées fibre à fibre, représen-
« tent les éléments antagonistes moteurs et inhibi-
« teurs; leur point de convergence est le lieu où se
« fait l'inhibition. »

Mais l'excitation centrale pathologique du sympathique ne se bornera pas à cet effet de vaso-dilatation : elle porte sur l'ensemble des filets nerveux et agira donc en particulier sur les nerfs glandulaires de la thyroïde.

Ainsi, elle amènera d'une part la congestion de la glande, de l'autre son hyperfonctionnement par excitation sécrétrice directe.

Ces nerfs excito-sécréteurs, l'histologie a pu les mettre en évidence (Bonne et Briau), bien que la physiologie n'ait pu encore par leur excitation faire apparaître la sécrétion thyroïdienne. Mais la glande thyroïde n'échappe certainement pas aux lois physiologiques glandulaires et l'existence de ses nerfs sécréteurs est certaine.

Cette congestion, cet hyperfonctionnement amèneront l'hypertrophie simple de la glande, puis, suivant les idées de Rosenthal et d'Abadie, la prolifération conjonctive.

Nous ajouterons enfin que l'on peut encore faire intervenir la dilatation des vaisseaux thyroïdiens par le réflexe dépresseur ; et cette cause secondaire est si marquée pour de Cyon qu'il la considère, cette vaso-dilatation thyroïdienne, comme une fonction spéciale du corps thyroïde, fonction préservatrice pour le cerveau.

En parlant il y a un instant d'hyperfonctionnement du corps thyroïde, nous venons de nous rapprocher, semble-t-il, des théories thyroïdiennes. Qu'y a-t-il de vrai dans celles-ci ?

Qu'il existe chez les basedowiens une toxémie thyroïdienne, c'est ce que prouvent, à notre avis, sans aucun doute, les expériences de basedowisme artificiel par ingestion ou injection chez l'animal de produits thyroïdiens sains ou malades (1). C'est ce que montrent mieux encore les accidents basedowiens provoqués par la médication thyroïdienne exagérée ou intempestive. C'est ce que prouve encore la fièvre thyroïdienne survenant spontanément (Renaut), à la suite de la simple toilette opératoire du goitre, chez une basedowienne (cas de M. Jaboulay), ou après les opérations pratiquées sur les goitres exophtalmiques (MM. Poncet, Jaboulay, Bérard). C'est enfin ce qu'établissent les recherches expérimentales de Boinet sur la toxicité des urines et la toxicité des corps thyroïdes provenant de fœtus, d'enfants, d'adultes et de basedowiens (2).

(1) Haskoveo. — *Gazette hebdomadaire*, 13 février 1898.
(2) Boinet. — *Revue de médecine*, 1892.

Mais cette augmentation ou ce désordre de la sécrétion glandulaire ne naissent pas certainement d'une façon spontanée et primitive. Ils ont forcément leur origine dans un désordre nerveux initial.

D'autre part s'ils se manifestent par des accidents généraux d'intoxication, ils s'expriment surtout par des troubles nerveux indiquant le mauvais fonctionnement des centres ou du sympathique.

Peut-être est-il créé là un véritable poison du système nerveux ganglionnaire ?

Il semble donc que le système nerveux soit tout à la fois le point de départ et l'aboutissant de cet enchaînement pathogénique dont la toxémie thyroïdienne serait à la fois le centre et le lien, au moins dans les formes complètes de la maladie.

Mais une fois qu'il a créé ce *régime d'intoxication* (Renaut) qui retentit sur l'organisme entier, le système nerveux est le premier à en souffrir.

Une action réflexe se produit sans doute, qui, partant des innombrables filets nerveux thyroïdiens, si bien mis en évidence par M. Briau, va impressionner les centres sympathiques, et une série de réactions s'établit dont l'ensemble répond précisément aux manifestations de la maladie constituée.

Et voilà comment il se fait que deux théories si différentes se réclament également de leurs succès thérapeutiques : car si l'on peut agir favorablement sur le basedowisme en enlevant la thyroïde, on le peut, *a fortiori* pour ainsi dire, en coupant le sympathique cervical : c'est que, pour différer par les moyens, les procédés de traitement qui s'inspirent des deux doctrines se ressemblent par l'intention et poursuivent le même dessein : *supprimer quelque part un anneau de la chaîne pathogénique et rompre ce cercle continu qui part du système nerveux pour y revenir en passant par la lésion thyroïdienne et en suivant la voie du système nerveux ganglionnaire.*

Symptômes oculaires. — 1° EXOPHTALMIE. — Il est plus facile d'interpréter le rôle du sympathique dans l'exophtalmie basedowienne.

Celle-ci, tour à tour attribuée à une augmentation des diamètres oculaires (Neumann), à une augmentation de la tension intra-oculaire (Stokes), au peloton graisseux orbitaire (Trousseau, Kœben, Richet, Howse), est expliquée aujourd'hui de deux façons différentes.

La théorie de Rosenthal-Abadie attribue l'exophtalmie de la maladie de Basedow à l'hyperhémie rétro-oculaire. Cette hyperhémie est réelle, mais elle n'est pas le facteur prédominant du symptôme qui nous occupe.

M. Jaboulay l'a démontré (1) par l'étude parallèle de l'exorbitis et de l'enorbitis chez les épileptiques à qui l'on fait la section du sympathique.

Aussitôt après l'opération, les malades ont de la vaso-dilatation de la moitié de la tête correspondant à l'opération et le recul de l'œil correspondant, sans compter les modifications intra-oculaires parmi lesquelles il en est une visible et apparente, le resserrement pupillaire.

---

(1) JABOULAY. — *Lyon médical*, 1897.

Or, suit-on ces malades, on s'aperçoit qu'au bout de quelques mois la vaso-dilatation hémi-faciale disparaît, tandis que le recul de l'œil persiste et que la pupille reste rétrécie. Tout cela est évident chez les malades à qui l'on a fait la section d'un seul côté (Jaboulay).

En outre, et cela a été constaté également chez les basedowiens opérés, les vaisseaux rétiniens se dilatent après la sympathicotomie ; les vaisseaux retro-bulbaires se dilatent donc également, puisqu'ils font partie du même territoire artériel que l'artère centrale de la rétine. Et cependant le recul de l'œil se produit.

Donc la vaso-constriction ne diminue nullement l'exophtalmie, pas plus que la vaso-dilatation ne la produit.

Tous ces faits sont en opposition avec l'hypothèse d'Abadie.

Mais les expériences de Jessop et Edmunds (1) l'infirment encore d'une façon plus complète : ces auteurs ont obtenu par l'instillation de cocaïne dans l'œil la propulsion du globe oculaire, la dilatation pupillaire, l'élargissement de la fente palpébrale, tous effets que supprimait au bout de quelques jours la section du sympathique cervical. Ces phénomènes n'étaient certainement pas dus à la vaso-dilatation, la cocaïne étant l'agent constricteur local par excellence.

Il ne reste plus dès lors qu'un mécanisme à invoquer pour expliquer la production de l'exophtalmie et sa disparition : c'est une *action musculaire*. On sait en

(1) *Journal of pathology and bacteriology*, 1895.

effet que la capsule de Tenon renferme des fibres musculaires lisses décrites par Sappey et Müller ; ce muscle est innervé par le sympathique et tous les physiologistes, depuis Cl. Bernard, ont noté la saillie du globe oculaire par la contraction de ce muscle quand on excite le sympathique cervical.

2° Petits signes oculaires. — L'excitation des filets nerveux destinés aux muscles lisses des paupières (muscles de Müller) peuvent expliquer aussi les petits signes oculaires de la maladie de Basedow : c'est ainsi que ces muscles lisses, développés surtout dans la paupière supérieure, ne peuvent être contractés sans s'opposer à la fermeture parfaite des paupières, ou clignement normal (signe de Stellwag), au déroulement complet de la paupière supérieure dans les mouvements d'abaissement du globe oculaire (signe de Graefe).

Enfin l'ophtalmoplégie interne (signe de Ballet), qui semble répondre à une paralysie parcellaire de la troisième paire, pourrait s'expliquer par le tiraillement musculaire produit par l'exorbitis, puisque la capsule de Tenon a des adhérences avec les divers muscles. C'est du moins l'opinion d'Eulenburg (1).

3° Etat des pupilles. — L'excitation du sympathique produit la mydriase par inhibition. La section du cordon nerveux supprimant cet effet inhibiteur, le moteur oculaire commun reprend sa liberté, et le myosis apparaît. Comment expliquer le myosis que

(1) Eulenburg. — Basedow's'che krankheit. *Deutsche med. Wochenschrift*, 1894.

l'on constate quelquefois chez les thyro-exophtalmiques ?

Dupuy (1) donne de ce fait une explication bien hypothétique, mais trop ingénieuse pour que nous la passions sous silence : les vaisseaux de l'iris, dilatés en même temps que les fibres irido-dilatatrices sont mises en jeu, et par la même excitation sympathique, pourraient contre-balancer la mydriase ; suivant que l'un ou l'autre de ces deux phénomènes l'emporte, on observe de la mydriase, du myosis ou une pupille normale.

Pour nous, il s'agit là, en somme, d'une de ces dissociations inexpliquées de l'excitation du sympathique.

La dilatation de la pupille est d'ailleurs la règle, mais fait curieux et peut-être à rapprocher du précédent, on ne l'obtient pas toujours au moment de l'opération quand on pince le nerf.

4° Vision éloignée. — Un symptôme qu'accusent souvent les basedowiens exophtalmiques, c'est la *diminution de la vision éloignée*. Or, les malades à qui M. Jaboulay a pratiqué la section du sympathique cervical, épileptiques et exophtalmiques, ont accusé presque tous après l'opération, une *amélioration de la vue aux grandes distances*. Chez une malade atteinte, conjointement à quelques phénomènes basedowiens, de myopie progressive avec scléro-choroïdite postérieure, la myopie de six dioptries à droite, tomba à 1,50 après la sympathicotomie bilatérale ; à gauche,

(1) Thèse de Lyon, 1897.

la myopie qui était de 5,50 dioptries, ne fut pas améliorée sensiblement.

Mais il faut ajouter que cet œil gauche était rentré dans l'orbite, après la section, un peu moins que l'œil droit. « Il semble donc que ces deux phénomènes, « rentrée de l'œil et recul de la vision éloignée soient « rattachés l'un à l'autre très étroitement, au point que « plus l'œil se rapetisse dans l'orbite après la sympa- « thicotomie, plus la vision éloignée s'aiguise et « inversement » (Jaboulay.)

La myopie parait donc être sous la dépendance d'une action musculaire extra orbitaire, la même probablement qui projette l'œil en dehors, et elle accompagnera par conséquent, à un degré variable, l'exophtalmie des basedowiens.

Troubles nerveux. — La maladie de Graves s'accompagne de nombreux troubles nerveux dont le plus important est le *tremblement* (Charcot et Marie).

On l'a tour à tour rattaché par simple vue de l'esprit à l'anémie cérébrale (Jonnesco), à la vaso-dilatation cérébrale, à l'intoxication thyroïdienne. Rappelons encore que Marie a fait remarquer ses rapports avec les variations de la tachycardie.

Quoi qu'il en soit, le tremblement étant un des symptômes qui rétrocèdent le mieux, avec les troubles nerveux en général, sous l'influence des interventions sur le sympathique, il faut bien admettre que l'excitation pathologique de ce système nerveux intervient pour une part dans la production de ces symptômes, et il y a là des relations qu'on ne peut se refuser d'admettre en principe.

Mais il faut bien reconnaître aussi que nous en sommes réduits sur ce point aux pures hypothèses, soit que la circulation encéphalique soit modifiée, soit que l'excitation intense des centres sympathiques entraine un certain degré d'inhibition sur les centres voisins.

L'intoxication thyroïdienne, attribuable comme nous l'avons vu à l'action du sympathique fonctionnant pathologiquement, n'est certainement pas étrangère aux désordres nerveux et à la cachexie.

Enfin, le sympathique, en dehors de toute influence sur la circulation, aurait-il par lui-même une action trophique sur les tissus qu'il innerve, et en particulier sur les centres nerveux ?

L'exagération, la modification de cette action trophique directe chez les basedowiens rentreraient bien dans notre conception de l'excitation totale.

M. Lannois considère comme un trouble trophique attribuable au sympathique, la mélanodermie que l'on observe chez certains épileptiques, chez des goitreux exophtalmiques et dans quelques névroses (1).

Dans le même ordre d'idées, M. Jaboulay a constaté chez la malade atteinte de myopie progressive avec scléro-choroïdite postérieure, la disparition, dix jours après la section du sympathique, des grandes taches noires antérieurement appréciables. Comment expliquer cette amélioration des lésions du fond de l'œil ? Est-ce le résultat d'un changement et d'une augmen-

---

(1) On a également attribué à l'excitation du sympathique la mélanodermie addisonienne.

tation du régime vasculaire qui aboutit à leur résorption, comme la vascularisation de la cornée vient à bout de certains leucomes ? N'est-ce pas plutôt une modification du trophisme attribuable à la sympathicotomie ?

MM. Morat et Doyon (1) ont observé expérimentalement des troubles trophiques après la section du sympathique cervical : « A la vérité, ces désordres ne « peuvent pas être provoqués en coupant le sympa- « thique, presque à coup sûr, comme il arrive pour la « cinquième paire. Mais en conservant plusieurs « semaines les animaux, et en les examinant attenti- « vement, on a chance de rencontrer un dépoli de la « cornée, de la déformation de la paupière, de la chute « des cils, des ulcérations du bord de la lèvre inférieure, « et tout récemment, sur un lapin, nous avons vu une « cataracte molle avec adhérence de l'iris. »

Les chirurgiens, comme toutes les observations le montrent, n'ont pas rencontré de troubles apparents de nutrition à la suite des sympathicotomies et des sympathectomies pratiquées dans un but thérapeutique. Peut-être le trophisme exagéré ou troublé est-il seulement ramené à la normale par la section du sympathique ?

Nous reconnaissons combien cette opinion est hypothétique, mais dans l'état actuel de nos connaissances physiologiques il est difficile de faire autre chose qu'évoquer l'idée de ce rôle trophique possible du sympathique.

---

(1) Séance de l'Académie des sciences, 13 juillet 1896.

De tout ce qui précède, nous conclurons que d'après les raisons que nous fournissent la physiologie normale et la physiologie pathologique, le grand sympathique intervient dans la production des phénomènes morbides du goitre exophtalmique. Cette conclusion nous suffit (qu'importe ce qui l'incite à intervenir) pour poser en principe qu'il est plausible d'agir sur le cordon du sympathique, puisqu'on peut modifier son action, nous l'avons vu, par l'intervention physiologique, dont l'intervention chirurgicale n'est qu'une restriction.

CHAPITRE III.

DE LA VALEUR DES DIFFÉRENTS PROCÉDÉS D'INTERVENTION sur le SYMPATHIQUE CERVICAL.

Les procédés de destruction du sympathique cervical sont nombreux : sections à diverses hauteurs, résections partielles, résection totale, arrachement, écrasement, etc. Tous ont été employés indistinctement par les chirurgiens.

Existe-il un procédé qui réponde le mieux à l'indication opératoire, ou sont-ils équivalents dans leur mode d'action ? C'est ce que nous allons essayer de déterminer.

Et d'abord, il faut, comme le dit M. Morat, que l'opérateur sache ce qu'il supprime comme ce qu'il laisse subsister en dehors de sa section ; il faut qu'il profite des données de la physiologie pour incomplètes qu'elles puissent être encore.

Ces données de la physiologie nous permettent-elles de conclure à la localisation de l'intervention ?

Il faut d'abord nous affranchir des limites de l'anatomie descriptive : la topographie physiologique seule nous importe et la topographie anatomique ne lui répond nullement. Les voies de l'action nerveuse ne se subordonnent nullement au schéma du sympathique cervical et du sympathique thoracique des anatomistes.

C'est ainsi que le sympathique cervico-crânien reçoit non seulement des fibres d'origine contenues dans les huit paires cervicales, mais encore et surtout des fibres contenues dans les nerfs intercostaux jusqu'au sixième environ, qui, avant d'atteindre le sympathique cervical, ont traversé le premier ganglion thoracique et l'anneau de Vieussens.

Mais le trijumeau et les nerfs crâniens contiennent eux aussi dans leurs racines originelles des éléments destinés au grand sympathique, et cela au même titre que les nerfs rachidiens dont ils continuent la série au niveau du bulbe (Morat).

Le physiologiste anglais Gaskel (1), considérant tout nerf comme formé par trois racines (antérieure, postérieure, latérale ou sympathique), assimile complètement les nerfs crâniens sous ce rapport aux nerfs rachidiens.

C'est donc là une source supplémentaire issue du bulbe qui vient grossir dans les branches du trijumeau, par exemple, celle qu'il tient de la chaîne sympathique.

De même, par le pneumogastrique, le cœur reçoit des filets sympathiques qui n'ont pas emprunté la voie du cordon cervical.

---

(1) Gaskell. — *Archives de physiologie*, 1888.

La glande thyroïde en reçoit, elle aussi, du laryngé supérieur et du récurrent.

Le cœur reçoit encore directement du premier ganglion thoracique (François-Franck) des filets sympathiques qui n'ont pas atteint le ganglion cervical inférieur, et de même les centres nerveux (Vulpian) par le nerf vertébral issu également du premier ganglion thoracique.

Ainsi qu'il s'agisse de l'œil, des vaisseaux du cou, de la face ou des centres, qu'il s'agisse du cœur, de la thyroïde, on n'aboutira pas à une énervation complète en attaquant la chaîne sympathique cervicale.

L'ablation des trois ganglions cervicaux de chaque côté n'y suffirait pas : il faudrait réséquer le premier ganglion thoracique et le nerf vertébral, le trijumeau, le pneumogastrique, qui contiennent dans leurs origines des éléments de même fonction qui vont aux glandes, aux vaisseaux, aux muscles, au cœur sans emprunter un instant la voie du cordon cervical !

Ainsi l'intervention idéale, qui serait à coup sûr efficace, c'est-à-dire la suppression complète de la portion de la chaîne nerveuse d'où partent les filets destinés aux organes mis en cause et où arrivent les incitations encéphalo-médullaires, cette intervention est impossible.

Faut-il alors, comme le veut Jonnesco, supprimer le plus possible ?

Ne pouvant atteindre toutes les voies nerveuses, le chirurgien doit se contenter d'agir simplement, quitte plus tard à étendre son intervention quand les progrès de la physiologie lui auront permis cette audace.

Il faut, en chirurgie nerveuse, aller du simple au composé, ne pas se hasarder dans des interventions étendues avant d'avoir expérimenté les interventions restreintes.

Dans ses trois premiers cas, M. Jaboulay s'était contenté de sectionner le cordon cervical, et le 22 mars 1896, il écrivait dans le *Lyon Médical* : « Il faudrait « sectionner les branches de ce ganglion inférieur « pour supprimer la presque totalité des fibres accé- « lératrices du cœur, et avoir ainsi l'assurance d'abolir « les palpitations. C'est peut-être l'opération qu'il « faudrait tenter en semblable occurence. »

La résection totale de Jonnesco est née de cette phrase.

Depuis, M. Jaboulay a tour à tour employé la section à différentes hauteurs (6 cas), l'excision plus ou moins large du ganglion cervical supérieur (8 cas), la résection plus étendue du cordon nerveux (3 cas), la torsion avec arrachement des deux bouts, et il a acquis cette conviction que l'étendue du sympathique sacrifié, le siège de la solution de continuité, le procédé mécanique que l'on emploie n'ont aucune importance au point de vue des résultats.

Et l'examen attentif des quarantes huit observations que renferme jusqu'à ce jour la littérature médicale, des observations plus nombreuses de sympathectomies chez des épileptiques confirment cette opinion.

En particulier si nous examinons les deux résections partielles étendues et les trois résections totales, chez des basedowiens, sur lesquelles Jonnesco donne des détails, nous n'y voyons en rien des résultats meilleurs que chez les malades de M. Jaboulay, de M. Gérard-Marchant, ou de M. Schwartz.

Le plus beau succès de M. Jaboulay, dans la maladie de Basedow, le seul peut-être où le mot de guérison soit permis, concerne une femme à laquelle les ganglions cervicaux supérieurs seuls avaient été excisés.

La bilatéralité de l'intervention n'est même pas toujours nécessaire : le plus beau résultat de M. Jaboulay, chez un épileptique, a trait à un malade auquel avaient été pratiquées d'un coté la section du sympathique, de l'autre l'élongation du pneumogastrique.

Les données de la physiologie qui nous ont autorisé et incité à intervenir ne nous servent donc plus à rien dans le détail.

Aussi nous semble-t-il bien osé de prétendre par exemple, comme l'a énoncé Chipault tout récemment à l'Académie de médecine (1) que l'écrasement produit les effets inverses de la section ! D'abord la section n'est après tout qu'un écrasement plus complet, et tous deux agissent par la destruction des fibres ou la suppression de leurs connexions, ce qui revient au même. On ne conçoit pas bien comment deux effets destructifs analogues auraient des effets inverses ; mais en outre, nous avons eu l'occasion d'examiner, dans le service de M. Jaboulay, un épileptique qui avait subi d'un côté la section, de l'autre le broiement du ganglion cervical supérieur (ce broiement que M. Chipault vient de qualifier d'intervention nouvelle,

(1) Séance du 27 décembre 1893.

sous le nom de *sympathicothripsie*) : eh bien ! cet épileptique présentait précisément plus d'exophtalmie du côté où le sympathique avait été broyé que de l'autre côté où il avait été simplement coupé. On voit qu'il y a loin de là à une action inverse.

Mais outre que la résection totale ne s'accompagne pas d'amélioration plus marquée que les interventions moins étendues, elle semble présenter une gravité plus grande et entraîner plus souvent la récidive.

Nous avons relevé 13 sympathectomies totales : 7 cas de Jonnesco, où l'amélioration le dispute à la guérison ; mais par contre, sur 2 cas de Faure (1), nous trouvons une mort pendant l'opération. Cette mort est bien attribuée au chloroforme, et Faure conseille d'éthériser à l'avenir dans les sympathectomies, mais la résection nerveuse étendue est-elle aussi étrangère à cet accident ?

Cerkez et Juvara ont eu un succès ; il s'agissait, il est vrai, d'une forme très fruste, sans exophtalmie, ni tachycardie.

Soulié (2) constate une récidive complète, malgré le sacrifice total du sympathique :

Pendant quelques jours, dit Soulié, nous pouvions croire à une amélioration définitive ; le tremblement était insignifiant, les palpitations extrêmement rares et jamais douloureuses. Le pouls était à 80 et 90. Mais aujourd'hui (trois mois après), la malade présente exactement les mêmes phénomènes qu'avant l'intervention : le goitre est ce qu'il était, les phénomènes cardio-vasculaires sont revenus ausi intenses,

---

(1) Onzième congrès de chirurgie, 1897.
(2) *Archives provinciales de chirurgie, 1897.*

les phénomènes oculaires sont les mêmes, et aussi les troubles nerveux, respiratoires, digestifs, génito-urinaires ; l'état moral a sûrement empiré.

Peugniez (1), après des résultats immédiats assez bons, voit survenir une récidive aiguë de tous les symptômes, suivie au bout de deux mois de cachexie mortelle :

Il n'est pas douteux, dit Peugniez, qu'une légère amélioration ait suivi les deux interventions, mais ce résultat favorable ne se maintint pas longtemps. Sortie de l'hôpital six semaines après l'opération, la malade se trouva tellement faible le lendemain de sa sortie et en proie à de telles douleurs dans la région précordiale, qu'elle fut obligée de se mettre au lit pour ne plus le quitter. Indépendamment de la région du cœur, elle accuse de vives douleurs de tête, s'irradiant aux globes oculaires, des crampes d'estomac, accompagnées de la sensation de boule hystérique et de vomissements, de dyspnée avec toux et expectoration sanguinolente. L'état général est mauvais, la maigreur est extrême et l'opérée n'a pas même la force de s'asseoir sur son lit. Au cœur, les battements sont rapides et violents. L'exophtalmie est très accusée, il y a une abondante sécrétion de larmes.

Après un retour en arrière, la cachexie prend une marche rapide, le cœur est affolé, les yeux sont presque luxés, l'état général est très grave ; puis surviennent la perte de la vue des deux côtés, une dyspnée intense, un délire tranquille. Aucune alimentation n'est possible, les mains sont agitées de contractures brusques et fréquentes. La cornée gauche s'ulcère.

La mort survient le 8 janvier ; les sympathectomies avaient été pratiquées le 28 octobre et le 20 novembre 1897.

(1) *Gazette médicale de Picardie*, 1898.

Enfin Depage, dans une observation récente, dont nous reparlerons, constate une amélioration de l'exophtalmie et du tremblement, mais ni la tachycardie, ni le goitre ne diminuent malgré la suppression totale et bilatérale de la chaîne.

Et il faut bien remarquer que le cas de Faure est le seul cas de mort opératoire, les cas de Soulié et de Peugniez, les seuls cas de récidive complète que l'on relève dans les 48 observations.

En somme, si les dangers paraissent plus grands du côté de la résection totale, si les résultats n'ont jamais été meilleurs, pourquoi s'obstiner à faire l'inutile ?

Faure le reconnaît : « Le cas échéant, je me contenterais de la simple résection du ganglion cervical « supérieur. La résection totale n'a pas l'air de faire « mieux, et elle est certainement plus grave. »

Et Depage : « Il semble qu'aucune de ces opérations « plus ou moins radicales, ne présente des avantages « sur les autres au point de vue des résultats. Comme « la simple section est une opération bien plus aisée « que la résection complète, je crois que c'est à elle « qu'il faut recourir. »

Il semble que le sympathique soit ici comparable à un nerf quelconque : quand nous voulons paralyser le radial, nous le sectionnons, nous ne le réséquons pas du haut en bas.

Et d'ailleurs, la simple section du sympathique est une arme déjà puissante, plus puissante qu'on ne se l'imagine : elle est suivie de dégénérescences très éloignées, ascendantes et descendantes.

Ces dégénérescences du sympathique, niées par Marinesco (*Revue de Neurologie*, 1898), sont peu connues, difficiles à établir parce que les nerfs sympathiques sont des nerfs sans myéline, et que le principal caractère objectif de la dégénérescence nerveuse manque ainsi à l'observateur. Mais ce n'est pas là une raison pour les nier, et des observateurs, peut-être mieux armés, sont arrivés à les découvrir.

Nous allons rapporter à ce sujet une série d'expériences très intéressantes faites en 1896, par M. Elinson, dans le laboratoire du professeur Mislawsky, de Kasan (1).

Dans une première série d'expériences, Elinson extirpa le ganglion ciliaire chez le chien. L'animal ayant été sacrifié, les deux nerfs optiques furent excisés des deux côtés, la méthode de Marchi y fit apparaître la dégénérescence d'une grande quantité de fibres nerveuses du côté opéré. Cette dégénérescence apparaît douze jours après l'opération.

Dans une deuxième série d'expériences, le ganglion cervical supérieur fut excisé chez le chien et le chez chat. Les nerfs optiques, traités par la méthode de Marchi, révélèrent chez les animaux qui avaient survécu quinze jours, quelques fibres dégénérées ; dans certains cas il n'y en avait pas du tout. Chez les animaux ayant survécu un mois ou à peu près, on apercevait constamment dans le nerf optique du côté opéré une quantité assez considérable de fibres dégénérées, mais en quantité moins grande cependant qu'après l'ablation du ganglion ciliaire.

---

(1) Mislawsky et Elinson. — Société de Biologie, 1896.

Enfin, dans une troisième série d'expériences, c'est la section du cordon sympathique qui est pratiquée : avant un mois on ne trouve presque rien dans le nerf optique, mais, après un mois, on peut constater un certain nombre de fibres dégénérées, en moins grande quantité qu'après l'extirpation du ganglion cervical supérieur.

De ces faits on peut conclure que les nerfs optiques reçoivent des filets sympathiques centrifuges du ganglion ciliaire, du ganglion cervical supérieur, du cordon cervical.

Ces fibres sympathiques, Ramon y Cajal les a suivies dans la rétine où elles se terminent dans les couches qui renferment des vaisseaux sanguins ; elles sont donc d'ordre vaso-moteur, et on comprend bien alors les faits de vaso-dilatation rétinienne constatés expérimentalement par Morat et Doyon à la suite de section du sympathique cervical.

Quel trajet suivent ces fibres ; il n'y a point de doute pour celles émanées des ganglions ciliaires. Pour le ganglion sympathique, certaines fibres peuvent se rendre directement au ganglion ciliaire, s'y terminer ou le traverser ; d'autres peuvent se rendre au ganglion de Gasser et de là par les rameaux ophtalmiques du trijumeau et par la racine longue ou sensitive du ganglion ciliaire au nerf optique. Enfin, des fibres peuvent s'anastomoser avec l'oculo-moteur dans le sinus caverneux et, de ce dernier par la racine courte du ganglion ciliaire, aller au nerf optique.

Ces conclusions ont encore été vérifiées par l'expérience : Mislawsky et Elinson sectionnèrent le trijumeau en avant du ganglion de Gasser et trouvèrent, après trois semaines, sur la coupe du nerf optique, des fibres dégénérées ; et, de même, après la section de l'oculo-moteur commun dans l'orbite en arrière du ganglion ciliaire.

Mais ce ne sont pas seulement des dégénérescences ascendantes que l'on constate après la section du sympathique : Gaskell, dans ses *Recherches sur le système nerveux viscéral et vasculaire* (1), expérimentant sur la tortue, a trouvé dans le tronc du vague, après section du sympathique cervical, des fibres dégénérées et il a pu suivre ces dégénérescences jusque dans les tuniques de l'œsophage et de l'estomac.

C'est déjà beaucoup de paralyser le sympathique cervical ; c'est beaucoup de créer, comme nous venons de le voir, des dégénérescences nerveuses lointaines, dans des proportions qu'il ne nous appartient pas de régler.

Cette paralysie, ces dégénérescences devraient même être évitées. Puisqu'il n'est pas possible de supprimer complètement les voies nerveuses incriminées, puisqu'il est inutile et dangereux de faire une résection étendue comme Jonnesco, Soulié, Peugniez, Depage, puisque la simple section s'accompagne de dégénérescences éloignées dont nous ne pouvons que supposer l'importance, l'étendue, les conséquences, il est logique d'essayer de modifier simplement l'excitabilité du nerf en respectant sa continuité, par une

(1) Gaskell. — *The Journal of physiology*, 1886. Recherches sur le système nerveux viscéral et vasculaire.

intervention n'ayant pas le caractère destructif des précédentes, l'*élongation*.

M. Jaboulay a pratiqué récemment cette intervention chez une jeune malade que nous avons eu l'occasion de suivre dans son service. On en trouvera l'observation à la fin de ce travail (1). Et il nous a paru intéressant et instructif de la rapprocher d'une observation que nous devons à l'amabilité de M. le docteur Depage, de Bruxelles.

M. Depage pratiqua, « entraîné, dit-il par les tra- « vaux de Jonnesco, et voulant obtenir dans le doute « le résultat le plus complet possible », la résection totale et bilatérale.

Voici quels furent les résultats :

Le lendemain de l'opération, la malade se trouve dans un état de forte dyspnée ; elle est aphone et paraît inquiète ; son pouls battant 128 à la minute, est irrégulier ; il offre des intermittences, des faux-pas fréquents, comme s'il y avait un manque d'équilibre dans les battements cardiaques ; la respiration est fréquente et les inspirations se font par saccades. Cet état persiste pendant plusieurs jours, mais au bout du cinquième, une certaine amélioration semble se manifester. Les traits du visage prennent une allure plus calme, la dyspnée disparaît ; le pouls, plus régulier, monte à 164. La voix se rétablit peu à peu. Cette amélioration s'affirme de jour en jour, et la malade sort de l'hôpital dix-sept jours après l'opération, plus calme ; ses malaises ont disparu ; l'exophtalmie est très dimi-

(1) Observation V.

nuée de même que le tremblement, mais la tachycardie persiste et le goitre ne s'est guère modifié.

Eh bien ! c'est là tout le tableau des résultats de l'élongation chez la malade de l'observation V : chez cette jeune fille, en effet, le tremblement a disparu, elle écrit très lisiblement, elle peut coudre, elle n'éprouve plus ce « dérobement des jambes » caractéristique ; l'exophtalmie a bien diminué, l'occlusion des yeux est maintenant complète ; l'éclat, l'étrangeté du regard ont disparu ; l'irritabilité, extrême avant l'opération, a fait place à un calme et à un apaisement parfaits ; appétit, sommeil sont en partie revenus, mais par contre, comme la réséquée de Depage, ni le goitre, ni la tachycardie n'ont été améliorés sensiblement.

Ainsi, d'un côté l'intervention la plus large, de l'autre la plus restreinte et les résultats sont les mêmes. Les cas sont très comparables en effet puisque, dans les deux observations, nous n'avons que les résultats à courte échéance.

Il suffit donc au chirurgien d'agir sur le nerf de quelque manière que ce soit, et, partant, l'intervention la plus simple, la plus rapide, la plus facile sera l'intervention de choix, puisque, sa gravité étant moindre, son efficacité sera la même.

On peut se demander comment a agi l'élongation. Y a-t-il eu destruction de quelques fibres nerveuses, et l'action est-elle du même ordre que celle de la section ? Il faudrait alors invoquer la comparaison du poids minime dont l'allègement suffit à remettre la balance en équilibre.

Ou bien y a-t-il eu excitation intense, puis paralysie

d'épuisement? Le pouls a présenté une accélération rapide, puis un ralentissement assez brusque, avant que l'élongation eût cessé.

Nous pouvons dire au moins que nous avons modifié l'excitabilité d'un nerf dont le fonctionnement était dévié pathologiquement, ou bien que nous avons modifié l'excitabilité des centres en rapport avec ce nerf. L'élongation du sciatique n'agit pas autrement, ni l'élongation du pneumogastrique, qui, pratiquée par M. Jaboulay, amena, chez un hystéro-épileptique et chez une exophtalmique, la disparition de quintes de toux spasmodiques.

De tout ce qui précède, nous concluerons ainsi.

Les interventions sur le sympathique cervical sont en allant des plus étendues aux plus simples :

1° La résection totale (Jonnesco) ;

2° La résection de toute la chaîne, moins le ganglion cervical inférieur (Jonnesco);

3° L'ablation complète du ganglion cervical supérieur (opération typique d'Alexander);

4° L'ablation incomplète du ganglion cervical supérieur (Jaboulay);

5° La section (Jaboulay);

6° L'élongation (Jaboulay).

Nous avons rejeté les deux premières : aux raisons développées plus haut, nous ajouterons que nous ne sommes nullement autorisé à enlever ainsi toute une chaîne nerveuse, ne connaissant pas encore assez les effets lointains de sa disparition ; et enfin, que ces opérations inutiles s'accompagnent d'une technique complexe : une incision étendue allant de la mastoïde à la clavicule, la nécessité de sectionner la vertébrale, la thyroïdienne inférieure, la jugulaire externe, la branche externe du spinal, le danger de l'ouverture du cul-de-sac pleural dans la dissection, souvent impossible, du ganglion stellaire.

Il reste l'opération d'Alexander complète ou incomplète, que M. Jaboulay préconisait dès février 1897 (1). C'est là l'opération de choix, parce que c'est l'opération qui, anatomiquement, est la plus facile et qui expose le moins aux erreurs.

Là, en effet, le sympathique présente un renflement fusiforme, véritable caractéristique anatomique, car il est le seul nerf de la région à présenter un renflement semblable. On ne s'exposera donc pas à sectionner ou seulement à tirailler le pneumogastrique.

La recherche du sympathique cervical dans la partie moyenne du cordon est une opération bien plus délicate; le ganglion moyen manque le plus souvent, le cordon est souvent bifide, il n'existe parfois même qu'à l'état de divisions multiples (cas de Gérard-Marchant).

M. Jaboulay n'hésite pas à dire que la résection totale, avec sa longue incision d'approche, est une opération plus facile.

Donc, l'*ablation du ganglion cervical supérieur* nous paraît dans le goitre exophtalmique, comme dans l'épilepsie, comme dans le glaucome, l'*opération de choix de la chirurgie sympathique*. Mais elle devra céder la place à l'élongation, lorsque l'efficacité égale

(1) VIGNARD. — *Bull. médical*, 21 février 1897.

de celle-ci sera définitivement démontrée par de nombreuses observations.

Ce que nous ferons bien remarquer en terminant ce chapitre, c'est que pas un des procédés que nous venons d'envisager ne met plus qu'un autre à l'abri de la récidive; celle-ci a des voies multiples pour se faire, et il semble même que, plus grande est l'étendue du nerf réséqué (cas de Soulié et de Peugniez), plus l'excitation se hâte, pour ainsi dire, de recourir aux voies de suppléances.

CHAPITRE IV.

MANUEL OPÉRATOIRE DE LA SYMPATHICOTOMIE AU NIVEAU DU GANGLION CERVICAL SUPÉRIEUR.

La sympathicotomie au niveau du ganglion cervical supérieur est une opération bien réglée. Le bord postérieur du sterno-cléido-mastoïdien, la jugulaire interne, la carotide primitive, le pneumogastrique sont les points de repère qu'il faut voir pour arriver sur le sympathique cervical.

L'*incision* doit être tangente au bord postérieur du sterno-cléido-mastoïdien et remonter jusqu'au-dessus de la pointe de la mastoïde. Avant de la tracer, le chirurgien doit reconnaitre préalablement le trajet de la jugulaire externe.

L'incision prémastoïdienne de Bogdanisch doit être rejetée, car on se trouve gêné par des troncs veineux, par le tronc veineux thyro-linguo-facial entre autres qui masque complètement le grand sympathique.

La longueur de l'incision est subordonnée à l'habileté du chirurgien ; en principe elle doit être la plus courte possible, pour des considérations d'esthétique d'abord, puis afin d'épargner les branches cervicales, superficielles, car c'est à la section de ses branches qu'il faut attribuer les douleurs irradiées à la région occipitale et à la nuque dont se plaignent les opérés. Néanmoins, comme on est obligé de creuser un puits assez profond pour découvrir le sympathique, on incisera sur une longueur de 6 à 7 centimètres.

Si l'incision est limitée à la partie supérieure du cou et à la région rétro-mastoïdienne, l'opérateur ne rencontrera ni grosses artères, ni grosses veines. Une remarque importante concerne la branche externe du spinal qu'il faut éviter : des douleurs dans l'épaule et la nuque, de l'atrophie du trapèze ont été la suite de cette inutile section.

Le chirurgien doit d'abord mettre à nu la portion du tronc veineux de la jugulaire interne qui déborde l'artère et le muscle satellite, puis, la saillie bleuâtre que forme celle-ci étant bien visible, il lui reste à découvrir le reste du tronc de la jugulaire interne, l'artère carotide et le pneumogastrique.

Tout le paquet vasculo-nerveux étant alors soulevé avec un écarteur, on ne tarde pas à apercevoir le grand sympathique.

Si l'on cherche trop en dedans de l'artère, on peut déchirer l'une des nombreuses veines du plexus latéro-pharyngien ; ou l'on peut risquer de prendre pour le sympathique ce qui n'est en réalité que le nerf laryngé supérieur ; ou confondre le ganglion nerveux avec un des ganglions lymphatiques qui existent sur le côté interne de la carotide.

Si l'on cherche trop en dehors, on peut encore s'exposer à confondre le sympathique avec la racine externe de l'anse de l'hypoglosse, avec une des branches du plexus cervical.

Pour éviter ces erreurs, il faut savoir limiter son champ opératoire à la série verticale des tubercules antérieurs des apophyses transverses. Avec la pulpe du doigt introduit dans la plaie, on sent parfaitement bien cette chaîne de tubercules.

Le sympathique cervical est moins un cordon cylindrique qu'un ruban irrégulier fixé sur la colonne vertébrale, en arrière et un peu en dehors du pneumogastrique, et se terminant par un renflement fusiforme et brunâtre qui est sa caractéristique.

Si ce renflement est très apparent, la découverte du grand sympathique est simple, mais si le cordon est grêle, filiforme, divisé, et si le ganglion, petit, est caché vers la base du crâne, la découverte devient une opération des plus délicates.

La règle absolue est *de voir et de revoir le pneumogastrique*, de s'assurer que le nerf que l'on tient est fusiforme en haut.

En général, le volume du sympathique est moindre que celui du pneumogastrique, et celui-ci est plus cylindrique. Mais ces caractères différentiels de volume ne sont pas constants, et d'ailleurs variables d'un côté à l'autre : la malade de l'observation V avait un sympathique gauche trois fois plus gros que le droit. Ce ne sont là, d'ailleurs, que des caractères accessoires : la vraie caractéristique différentielle, c'est le ganglion.

Soulié conseille de ne pas inciser la gaîne du sterno-mastoïdien, de passer en arrière et de relever avec un grand écarteur, en même temps que le muscle, le paquet vasculo-nerveux, sans le voir, le devinant à peine ; on tombe alors, dit-il, sur le sympathique sans erreur possible.

Nous croyons cette manœuvre mauvaise, et qu'il est préférable de tout voir : on s'évitera certainement ainsi des tâtonnements et des catastrophes.

Il ne faut pas ranger parmi les anomalies les cas où en soulevant le paquet vasculo-nerveux, on entraîne simultanément le sympathique (Jonnesco, Cerkez et Juvara). Il faut alors le chercher à la face postérieure de cette gaîne, ou plutôt laisser retomber le paquet vasculo-nerveux, et, avec une sonde cannelée, tâcher d'en dégager le dédoublement aponévrotique qui contient le nerf.

Une dernière remarque : on sectionnera le ganglion avec des ciseaux courbes, afin d'éviter de blesser les 9ᵉ, 10ᵉ, 11ᵉ ou 12ᵉ paires.

Enfin, nous signalerons la difficulté que la recherche du sympathique emprunte, dans le goitre exophtalmique, à la vaso-dilatation pathologique des vaisseaux du cou. On se trouve quelquefois même en présence d'un véritable tissu caverneux, où il est difficile de voir et de disséquer (cas de Schwartz).

Telles sont les phases et les particularités essentielles que présente la découverte du grand sympathique au niveau du ganglion cervical supérieur.

Nous n'envisagerons pas dans ses détails la résection totale, d'ailleurs décrite par Jonnesco (*Arch. prov. de chirurgie*, 1897), puisque nous avons complètement rejeté cette intervention.

CHAPITRE V.

RÉSULTATS THÉRAPEUTHIQUES. — VALEUR DE LA MÉTHODE.

Ce qui frappe sur le champ à la lecture des observations publiées, c'est la diversité des résultats thérapeutiques, leur dissociation variable suivant les cas, et aussi leur valeur inconstante, et cela, nous le répétons, quelle qu'ait été le caractère de l'intervention.

Chez tel malade, c'est la tachycardie qui disparaît et le goitre n'est en rien modifié ; chez tel autre, l'inverse se passe ; chez un troisième, seul le tremblement est amélioré.

Toutes les combinaisons sont possibles, et nul ne peut prévoir dans quelles proportions portera l'amélioration sur les divers symptômes.

Aussi, en admettant même, ce que nous devons faire, que tous les faits ont été bien observés, que les résultats publiés sont complets, en ne choisissant même que des cas où les malades aient été suivis assez longtemps, *toute statistique, tout pourcentage nous paraissent illégitimes* Car une grave objection s'élève aussitôt : cette variabilité des résultats ne tient-elle pas aux formes différentes de l'affection ? Celle-ci, en d'autres termes, a-t-elle été toujours semblable à elle-même dans les 48 cas ?

Dans l'état actuel de nos connaissances sur la pathogénie de la maladie de Basedow, il ne faut pas attribuer aux résultats et aux statistiques une importance exagérée : les résultats doivent découler de l'étude des causes et des symptômes, et non pas créer la pathogénie et être leurs propres justificateurs.

Il nous paraît néanmoins possible de déduire quelques conclusions générales de l'examen et de la comparaison des observations ; conclusions abstraites, mais qui établiront au moins le *bilan* de l'intervention.

En première ligne, *et dans presque tous les cas*, on constate la diminution de l'exophtalmie. C'est quelquefois même le seul résultat appréciable : deux opérées de Gérard-Marchant (1) n'ont pas retiré d'autre bénéfice de l'opération.

Tout contribue à faire rentrer l'œil, à permettre l'occlusion complète des paupières : la section du sympathique, nous l'avons vu (chapitre II), a non seulement pour effet de paralyser le muscle de Sappey et Müller, mais encore de relâcher la paupière supérieure et de diminuer la fente palpébrale.

Enfin, l'œil des exophtalmiques sympathicotomisés perd aussi cet éclat étrange, cet aspect farouche et

(1) Rapport de Gérard-Marchant à la Société de Chirurgie de Paris (séance du 26 octobre 1898). Obs. II et III.

sauvage, qui a fait si justement comparer la maladie de Basedow à une véritable « colère prolongée ».

Comment expliquer cette constance dans la rétrocession de l'exophtalmie, alors que l'inconstance est la caractéristique des effets de la section du sympathique ? On peut opposer le *modus faciendi* de l'exophtalmie à celui de la vaso-dilatation (dont les résultats créent tant d'autres symptômes de la maladie), et dire, avec M. Gayet : un fait acquis en physiologie, c'est que l'inhibition suit avec la plus grande facilité des voies indifférentes ; le vague, le trijumeau possèdent mêlées à leurs fibres propres actives (nous l'avons dit ailleurs), des fibres sympathiques qui peuvent parfaitement servir à la vaso-dilatation, fonction inhibitoire, quand les autres voies sont interrompues. Il ne doit pas en être de même des fonctions motrices commandant aux fibres lisses de l'orbite ; comme pour les autres fonctions motrices, la voie n'est pas indifférente, la motilité n'en connaît qu'une ; et quand elle est interrompue, la motilité est abolie : la fibre musculaire est alors définitivement paralysée.

Le goitre ne rétrocède pas, à beaucoup près, avec la même fréquence que l'exophtalmie, et nombreux sont les cas où aucune modification de volume ne s'est produite du côté du cou.

Cette diminution, quand elle s'est produite, n'a été quelquefois que *passagère*, comme dans deux observations de M. Jaboulay : l'une où le goitre reparut plus gros qu'avant à la suite de la première menstruation qui suivit l'opération ; l'autre où cette récidive survint sans cause appréciable (1).

(1) JABOULAY. — Travaux de Neurologie chirurgicale, 1898, p. 263.

Ces *récidives partielles*, tant pour le goitre que pour les autres symptômes, ne sont d'ailleurs pas rares dans les observations.

Abadie voulait que le goitre rétrocédât toujours après la section du ganglion cervical supérieur, car, disait-il, de ce ganglion partent les filets destinés à la principale artère du corps thyroïde, à la thyroïdienne supérieure. Ces idées localisatrices ne peuvent se soutenir un instant après la lecture des résultats publiés, comme d'ailleurs l'opinion de Jonnesco qui prétendait encore tout récemment (Congrès de chirurgie, 1898) que la section du ganglion supérieur n'avait d'action que sur les symptômes oculaires!

Cependant, si le goitre ne subit pas toujours d'importantes modifications de volume (nous n'en n'avons relevées de notables que dans 19 observations) (1), un symptôme attenant s'atténue le plus souvent, ce sont les battements de la tumeur, c'est l'*éréthisme thyroïdien*.

On peut alors admettre du moins que si la congestion disparaît, l'excitation glandulaire disparait aussi, et que *ce qui subsiste, c'est la lésion qu'elles ont créée* : l'hypertrophie glandulaire parenchymateuse et l'hypertrophie conjonctive. A l'appui de cette vue vient la remarque suivante faite souvent: le goitre présente

(1) Pour l'établissement de ce chiffre, comme des suivants, nous avons éliminé avec soin, les considérant comme négatifs, les cas dont on ne pouvait tirer aucune déduction ;quand il s'agissait par exemple d'une forme fruste où le symptôme cherché manquait presque totalement, ou bien soit que le résultat ne fut pas indiqué assez clairement soit enfin qu'il fut attribuable à une autre thérapeutique (des interventions thyroïdiennes dans les cas de goitre).

après la sympathicotomie, quand bien même il n'aurait pas subi de rétrocession appréciable, une consistance de ses lobes plus dure qu'avant l'opération.

Aussi M. Jaboulay émet-il cette idée que la section du sympathique cervical « prépare le terrain à la thyroïdectomie », et si le volume de la tumeur en pose l'indication, cette thyroïdectomie doit être tentée. Tout danger n'est cependant pas écarté, et M. Jaboulay a eu un cas de mort à la suite d'une intervention bénigne sur le goitre d'une malade sympathicotomisée.

La tachycardie, d'une façon générale, n'a pas eu beaucoup à retirer de la sympathicotomie. Cependant c'est elle, en partie, qui a guidé l'intervention, et, de par la physiologie, on était en droit d'attendre de meilleurs résultats.

Nous avons noté cependant dans vingt observations une amélioration persistante des phénomènes cardiaques. Dans la plupart de ces cas, si la fréquence du pouls ne diminue pas toujours, du moins constate-t-on le plus souvent une véritable régulation de la circulation, l'abolition des palpitations, un cœur moins *affolé*.

Dans une observation récente de Schwartz (1), et dans l'observation de Combemale et Gaudier (2), des crises de pseudo-angine nocturne disparurent « comme par enchantement ».

Il nous a paru intéressant de rechercher si l'amélioration du tremblement coexistait toujours avec celle

(1) SCHWARTZ.—Communication à la Société de chirurgie de Paris, séance du 15 novembre, 1893 (IIe obs.).

(2) COMBEMALE et GAUDIER.— *Gazette hebdomadaire*, 24 avril 1898.

de la tachycardie, puisque ces deux symptômes coexistent le plus souvent avec une égale intensité, ainsi que Marie en a fait, le premier, la remarque clinique. Notre enquête a abouti à un résultat négatif : pour ne prendre qu'un exemple, dans notre observation V, la tachycardie a augmenté, alors que le tremblement disparaissait complètement.

Par contre la dyspnée, qui accompagne souvent la tachycardie basedowienne,au moins dans ses paroxysmes, a eu, dans quelques observations où elle était particulièrement intense, à bénéficier de la sympathicotomie, et cet effet nous a semblé parallèle aux effets cardiaques.

Le tremblement semble partager avec l'exophtalmie la constance de l'amélioration. Dans la plupart des observations, où sa présence était manifeste, on note sa *disparition* (28 cas).

Ces malades, qui ne pouvaient tenir un objet, ni se livrer à des travaux manuels minutieux comme la couture, qui n'écrivaient qu'illisiblement, dont la marche était rendue pénible par le « dérobement des jambes », voient disparaître tous ces troubles, et la comparaison des écritures avant et après l'opération est souvent saisissante.

L'état général enfin a été très heureusement modifié : l'irritabilité basedowienne fait place à un calme favorable.

La diarrhée, qui souvent épuise ces malades, cède souvent. Et l'amélioration de cet état général, de l'état psychique surtout, n'est pas pour un peu dans l'impression que les malades retirent de l'intervention qu'ils ont subie :

« Un résultat certain et bien encourageant pour « ceux qui répèteront cette intervention, dit Gérard-« Marchant (1), c'est que tous les opérés, même ceux « dont la guérison est lointaine, se félicitent de l'avoir « subie ; ils se sentent mieux ; leur état général est « meilleur. »

Quelle est la marche de la guérison ? — C'est là un point important. On constate le plus souvent trois phases dans le processus,et ces trois phases sont surtout bien nettes dans les cas de récidive (Soulié, Peugniez, Témoin) :

1° Une *phase d'amélioration immédiate ;*

2° Une *phase d'incertitude ;*

3° Une *phase terminale* de guérison, d'amélioration plus ou moins notable, ou bien la récidive complète ou partielle.

L'amélioration immédiate est très remarquable : l'exophtalmie diminue et l'expression du visage se modifie dès le soir même, dès le lendemain de l'opération ; les paupières recouvrent maintenant le globe oculaire ; les battements artériels diminuent ; le tremblement musculaire disparaît (quoique plus lentement.

Ces phénomènes apparents se maintiennent plusieurs jours, plusieurs semaines même, mais sous l'iīluence de la fatigue, de l'émotion, de l'effort,

(1) Gérard-Marchant. — *loco citato.*

l'exophtalmie peut reparaître, intermittente cette fois, et cessant avec la cause qui l'a engendrée.

Cette phase d'incertitude est difficile à déterminer. Ne semble-t-il pas que les suppléances nerveuses, dans cette période, hésitent pour ainsi dire à s'établir, cette hésitation faisant place au bout d'un temps plus ou moins long à une définitive décision ?

Tels sont, dans leur ensemble, les résultats thérapeutiques de la chirurgie du sympathique dans la maladie de Basedow.

Quels en sont les inconvénients ? Nous les diviserons en *constants* et *inconstants* :

1° TROUBLES POST-OPÉRATOIRES CONSTANTS. — Tous les chirurgiens ont observé :

Une légère hyperhémie de la face et des conjonctives, le larmoiement, la chute de la paupière supérieure, le myosis, des douleurs occipitales irradiées assez vives.

La rougeur de la conjonctive, le larmoiement et le ptosis disparaissent généralement au bout d'une dizaine de jours, ainsi que les douleurs cervico-occipitales (dues, comme nous l'avons vu, à la section des branches cervicales superficielles).

La vaso-dilatation faciale est plus longue à céder ; on l'a vue persister deux mois (Jaboulay). Le myosis est également plus persistant, mais il peut à peine être rangé parmi les accidents, car les pupilles réagissent à la lumière et à l'accommodation (Jaboulay, Dor), et se dilatent sous l'influence de l'atropine (Alexander).

Ainsi la vaso-dilatation générale, à laquelle on était en droit de s'attendre d'après les expériences des physiologistes, n'apparaît qu'à la face et aux conjonctives, et contradictoirement la section, qui produit cette vaso-dilatation générale chez les basedowiens, entraîne la constriction vasculaire du goitre et du cou ; de même si cette section supprime l'hyperthyroïdisation, ce que la disparition des troubles généraux nous semble bien prouver, elle engendre la sialorrhée et le larmoiement (complications qui peuvent être aussi des symptômes). C'est bien à la fois le chaos physiologique et le chaos thérapeutique !

2° Troubles post-opératoires inconstants. — Parmi les accidents contingents nous trouvons le plus souvent notés :

L'hypersécrétion nasale et la sialorrhée ;

De la raucité de la voix et de la toux (Jonnesco, Combemale et Gaudier), phénomènes dus probablement au tiraillement du pneumogastrique ;

Des troubles de la déglutition (Cerkez et Juvara (1) (obs. V) ;

L'hémorragie sous-conjonctivale, exagération de la vaso-dilatation (Gérard-Marchant et Abadie) (2) ;

Les crises de tachycardie (Jaboulay, Jonnesco) ; ces crises de tachycardie sont plus fréquentes après la résection totale, et Jonnesco en donne lui-même quelque part l'explication suivante : le traumatisme causé par la résection pourrait influencer les rameaux cardiaques et les ganglions des plexus qui emmagasinent

---

(1) Cerkez et Juvara. — *Presse médicale*, 25 décembre, 1897.
(2) Gérard-Marchant et Abadie. — *Presse médicale*, 3 juillet, 1897.

une certaine force dynamique, d'où la fréquence des battements cardiaques constatée plus grande après l'intervention ; et il ajoute que peut-être un autre facteur est à incriminer, ce serait la section concomitante des filets cardiaques du pneumogastrique qui s'accolent à ceux qui naissent du ganglion cervical inférieur.

Les suites éloignées au point de vue des inconvénients sont nulles : pas le moindre trouble trophique. Nous en avons déjà donné une hypothétique explication (chapitre II). MM. Morat et Doyon (1) se contentent de dire qu'une section sur la chaîne sympathique ne supprimant qu'une portion des éléments ganglionnaires du trijumeau, l'absence de troubles trophiques sera la règle.

Quels sont enfin les revers de l'intervention ? Nous ne reviendrons pas sur le cas de mort de Faure, ni sur la récidive avec aggravation et mort de Peugniez (v. chapitre III).

Mais le cas de Témoin (de Bourges), dont nous n'avons pas encore parlé, doit nous arrêter. Il s'agit d'un malade, dont l'observation a été rapportée au Congrès de chirurgie d'octobre 1898 (2), et auquel Témoin pratiqua une résection *étendue* comprenant les deux ganglions supérieurs de la chaîne cervicale. C'était un homme de 51 ans, atteint, depuis trois ans, d'une profonde cachexie basedowienne ; voici quel était son état avant l'intervention : « *Le pouls est impossible à compter, le tremblement est tel que ce malade ne peut rien faire, le cou est gonflé par les*

(1) Morat et Doyon. — Académie des Sciences, Juillet, 1897.
(1) P. 210 (Compte-rendu du Congrès).

vaisseaux dilatés et violets, les yeux sortent de l'orbite, la vue est troublée, les mouvements du globe sont difficiles ; LES TISSUS DES MEMBRES INFÉRIEURS SONT DURS, ŒDÉMATIÉS ; LE GOITRE OFFRE DES VARIATIONS TRÈS GRANDES, JE L'AI VU ÉNORME ; LE JOUR DE L'OPÉRATION IL A PRESQUE DISPARU. »

Ce malade meurt trois mois après avoir subi la résection *presque totale* de la chaîne sympathique.

Ce cas ne prouve rien, et on ne doit en tirer aucune conclusion : l'intervention a porté, trop tard, sur un malade cachectique depuis trois ans, à un moment où la marche de la cachexie ne pouvait plus être enrayée. Ce cas, en un mot, était inopérable, la sympathectomie inutile et ses résultats n'ont rien eu qui doivent nous surprendre. Nous reviendrons sur ce point au chapitre suivant.

Nous ne rangerons pas parmi les revers de l'intervention les complications intercurrentes survenues alors que les malades étaient guéris de l'opération. Telles sont les trois morts rapides dues à une pneumonie grippale chez une vieille femme de 60 ans, à une congestion pulmonaire chez une malade de 30 ans, à un érisypèle de la face (observation II).

Cette congestion pulmonaire, qui enleva une des opérées de M. Jaboulay onze jours après l'intervention ne saurait être attribuable à des troubles vaso-moteurs, car elle était unilatérale.

Il s'agit encore moins d'incriminer la sympathicotomie dans l'observation de M. Jaboulay où la mort fut l'issue, un an après, de phénomènes asystoliques survenus chez une femme atteinte de néphrite parenchymateuse, et dont la tachycardie n'avait pas été améliorée.

Tel est le bilan, à l'heure actuelle, de la section ou de la résection du sympathique cervical dans le traitement de la maladie de Basedow.

Pour apprécier ces résultats, il faut considérer, d'une part, la gravité de cette affection, dont on meurt, qui conduit parfois à l'énucléation du globe oculaire, qui compromet la vie sociale.

Il faut peser, d'autre part, l'insuccès possible des thérapeuthiques médicales et la gravité des interventions thyroïdiennes (chapitre Ier), sans compter leur insuffisance.

Mais en somme, il ne semble pas que la sympathicotomie ait jamais guéri le goitre exophtalmique. Devons-nous nous en étonner? Une thérapeutique pour être réellement efficace doit être pathogénique, or celle-ci ne fait que supprimer l'intermédiaire entre la cause et l'effet; et elle exigerait au moins, pour que son efficacité fut certaine, que cette suppression fut complète.

Nous conclurons que la sympathicotomie, dans la maladie de Basedow, est une intervention à résultats inconstants et de valeur inégale, mais assez souvent heureux pour que, d'une part, vu la gravité de l'affection à laquelle elle s'adresse, d'autre part, vu le peu de dangers et d'inconvénients, on soit autorisé à la pratiquer.

Mais dans quels cas l'indication se pose-t-elle? C'est ce que nous allons essayer de déterminer dans un dernier chapitre.

CHAPITRE VI.

LES INDICATIONS THÉRAPEUTIQUES GÉNÉRALES DANS LA MALADIE DE BASEDOW. INDICATIONS DE LA SYMPATHICOTOMIE.

L'absolutisme thérapeutique n'a raison d'être que lorsqu'il répond à l'absolutisme pathogénique, pronostique et clinique. Or il n'est pas d'affection à pathogénie et à formes plus variées que le goitre exophtalmique.

Le syndrome qui constitue cet état morbide révèle, nous l'avons vu, une localisation univoque sur un certain nombre de *plexus sympathiques* (1) cervico-crâniens, et en particulier les plexus cardiaque, thyroïdien, les plexus qui commandent aux muscles lisses de l'œil, etc.; mais il relève de processus patholo-

(1) Avec l'autorité de M. le professeur Bard nous entendons ce mot de « plexus sympathique » sous sa signification la plus générale, c'est-à-dire que le plexus comprend l'ensemble du territoire nerveux sympathique d'un organe ou d'un système d'organes, depuis les centres jusqu'aux terminaisons périphériques.

giques très divers. Et l'ensemble symptomatique qui constitue ce syndrome a un caractère constant, parce que, quelle que soit la cause qui agit, les plexus réagiront toujours de la même manière, ne variant cette réaction que par des différences d'intensité.

Cet ensemble symptomatique est également voisin, le plus souvent, de celui qui appartient aux organes auxquels les plexus se rendent : voilà ce qui avait trompé les anciens auteurs, comme Stokes qui incriminait le cœur dans la genèse de l'affection, voilà ce qui trompe encore les auteurs qui incriminent la glande thyroïde. Mais si voisin qu'il en soit, il s'en distinguera toujours soit par son mode d'apparition, soit par son mode d'évolution, soit par ses autres manifestations que l'on ne peut attribuer à l'organe visé.

La difficulté est augmentée de ce fait que les lésions peuvent être *mixtes*, c'est-à-dire porter à la fois sur l'organe et sur son plexus, mais ces lésions ne sont jamais contemporaines ; l'une est toujours secondaire à l'autre, et, le plus souvent, c'est le plexus qui est primitivement atteint.

Nous avons déjà énoncé dans le cours de cette étude que la diversité des résultats avaient été la règle dans les effets de la section du sympathique chez les basedowiens. Pouvons-nous nous rendre compte du pourquoi de cette variabilité ?

Les résultats ont différé, d'abord *suivant l'intensité de l'irritation du sympathique*, et une preuve clinique nous en est offerte immédiatement par ce fait que ce ce sont les formes incomplètes, les formes frustes qui ont le plus bénéficié de l'intervention. Tels sont les cas de M. Jaboulay (1) (goitre exophtalmique sans goitre, amélioration très rapide en trois jours, et guérison), de Cerkez et Juvara (2) (forme fruste sans exophtalmie ni tachycardie, guérison complète), la quatrième observation de Jonnesco (3) (pas d'exophtalmie).

Mais ce qui a surtout donné aux résultats leur caractère protéique, d'un malade à l'autre, c'est la nature de l'irritation du sympathique, c'est le facteur pathogénique.

Pour apprécier celui-ci, nous nous aiderons d'une comparaison, émise pour la première fois par M. le professeur Bard au Congrès de médecine tenu à Lyon, en 1894 : « Le grand sympathique ne saurait échapper « à l'influence des causes morbides qui portent leur « action sur les autres parties du système nerveux ; « bien au contraire, les maladies des plexus présen- « tent des variétés absolument comparables aux ma- « ladies mieux connues des nerfs de la vie de relation, « sensitifs ou moteurs. »

Comme ceux-ci, les plexus sympathiques présenteront donc :

1° Des troubles fonctionnels névrosiques ;

2° Des troubles fonctionnels réflexes ;

3° Des troubles plus profonds, d'apparence « fluxionnaire » (Bard) en rapport avec des affections générales telles que la goutte ou diverses intoxications.

---

(1) Vignard. — *Bulletin Médicale*, 21 février 1897 (Obs. IV).

(2) Cerkez et Juvara. — *Presse Médicale*, 25 décembre 1897.

(3) Thèse de Balcs, Bucharest, 1897.

4° Enfin des troubles organiques, véritables névrites sympathiques, d'origine toxique ou infectieuse.

Reprenons, une par une, ces différentes formes de la maladie et nous essaierons, à propos de chacune d'elles, d'établir les éléments d'un diagnostic différentiel, de préciser les indications thérapeutiques générales et celles de la sympathicotomie en particulier.

1°. — **Forme névrosique.** — C'est la forme « aiguë » des classiques : c'est elle qui répond à ces goitres exophtalmiques succédant brusquement à un violent ébranlement moral et qui se révèlent par une exaltation nerveuse extrême au milieu de laquelle s'installe en quelques semaines, en quelques jours parfois, le syndrome complet ou incomplet. Souvent des accidents thermiques ouvrent la scène, véritable fièvre névrosique comparable à la « fièvre hystérique », s'accompagnant seulement de tachycardie et de dyspnée, puis la triade vient préciser le diagnostic.

Cette forme est essentiellement mobile et curable : c'est elle qui a guéri par l'hydrothérapie et l'électrothérapie, par les voyages et les eaux minérales, par tous les moyens agissant en tant que modificateurs métaboliques. Mais la guérison n'est le plus souvent qu'apparente et, à la suite d'une nouvelle cause occasionnelle (fatigue, efforts, émotions, règles), la triade se réinstalle brusquement, comme la première fois. Il ne s'agit en somme que d'une sorte de topoalgie. Ici est-il besoin de le dire, la question de l'intervention chirurgicale ne se pose pas un instant.

Mais lorsque l'affection, primitivement bénigne et curable, est devenue tenace par suite de nombreux paroxysmes suivis chacun d'une aggravation des symptômes, lorsque s'est constitué cette sorte d'*état de mal exophtalmique*, alors la maladie, rebelle au traitement médical, sera justiciable de la sympathicotomie.

Une contre indication se pose cependant, c'est l'hystérie avérée (M. Jaboulay) ; et à l'appui de cette opinion vient le cas de Quenu et Chauffard (1) qui fut un insuccès presque complet ; le malade présenta trois semaines après l'opération une grande crise convulsive : « Il est ramené à l'hôpital, dit l'observation, « profondément dyspnéique, hagard, blême, la face « couverte de sueurs, dans un état d'apparence très « grave. Il ne s'agissait cependant que de troubles « hystériques, dont la vraie nature est révélée par « une crise convulsive avec grands mouvements en « arc de cercle, écume non sanglante à la bouche, « hyperesthésie généralisée. Le surlendemain tout « était terminé. »

2°. — **Forme réflexe.** — Cette forme, fonctionnelle comme la précédente, lui est absolument comparable au point de vue des indications de la sympathicotomie, théoriquement tout au moins. Mais le traitement général ici serait insuffisant : ce qu'il faut supprimer (c'est là un axiome de thérapeutique) c'est la cause excitatrice. C'est le traitement causal qu'il faudra tenter.

(1) Quenu et Cauffard. — *Presse médicale*, 3 juillet 1897.

On a guéri l'asthme, qui lui aussi représente une excitation du sympathique, par l'ablation de polypes muqueux des fosses nasales.

De même, les observations ne manquent pas, dans la littérature allemande surtout, de goitres exophtalmiques guéris par des opérations à distance sur les organes génito-urinaires (fibromes utérins), l'abdomen (entéroptose, rein flottant), les fosses nasales.

Eulenburg, dans son ouvrage (1), en cite de nombreux cas, et Boissou (2) en a réuni soixante-quinze dans sa thèse : ce sont les quarante-trois observations de Jouin, les cinq de Stocker, les quatre de Teilhaber, les trois de Van der Lenden, les trois de Federn, les deux de Leflaive, les deux d'Odeije, les deux de Bouilly, enfin celles de Hack, Hoffmann, Frœnkel, Gottstein, Muschold, Picqué, Turgis, Doléris, Berger.

De ces faits nous rapprocherons cette remarque que la maladie de Basedow choisit pour se manifester le temps de la vie génitale : la puberté, la ménopause, les troubles de la menstruation, la grossesse enfin (Joffroy) ont été souvent la seule cause imputable, la seule association étiologique notée.

Ce sont là de précieux enseignements qui semblent nous rappeler que de l'examen approfondi du malade dépend la vraie thérapeutique, et nous dire : ne traitez pas un basedowien par ce que basedowien.

Le diagnostic de cette forme réflexe pourra-t-il toujours être fait ? Comme aspect clinique elle se rappro-

(1) *Loco citato.*

(2) Thèse Paris, 1898.

che beaucoup de la précédente, et le point de départ du réflexe ne pourra le plus souvent qu'être soupçonné. Il est à présumer que beaucoup des observations d'Eulenburg et de Boissou ne sont que des résultats accidentels et nullement cherchés par leurs auteurs. Aussi le plus souvent se poseront ici les mêmes indications que dans la forme précédente.

Mais il est une cause de cette forme réflexe de la maladie qui produit plus fréquemment que toutes les autres le syndrome thyro exophtalmique, *parce qu'elle siège sur le trajet d'un des plexus intéressés* : c'est le GOITRE PRIMITIF, qu'il s'agisse d'un goitre parenchymateux total, d'un goitre kystique, de noyaux thyroïdiens néoplasiques. Une cause occasionnelle du même ordre que les précédentes suffira, sur ce terrain goitreux et chez un sujet prédisposé, à produire le réflexe, à installer la triade (1) : c'est le *goitre exophtalmique chirurgical* de Tillaux, le *faux goitre exophtalmique* de Debove, le *goitre basedowifié* de Marie, le *pseudo-Basedow* de Buschau et de Wollf.

Et l'indication thérapeutique est la même que pour les réflexes à distance : il faudra supprimer la tumeur, le noyau thyroïdien. C'est la seule indication de la thyroïdectomie partielle et des énucléations dans la maladie de Basedow, l'indication rationnelle qui subsiste, sans rien présumer de la gravité de l'intervention (chapitre I).

Les exemples abondent dans la littérature médicale qui montrent que cette forme de la maladie (quelle

(1) On peut invoquer aussi dans une certaine mesure la compression au niveau des organes du cou.

que soit l'interprétation) est la seule curable par les intervention thyroïdiennes. Et pour ne prendre que des exemples récents : Wolff (1) cite Buschau qui a réuni 99 opérations mais ne croit pouvoir donner une opinion sincère que sur 72 cas, il en regarde 16 comme guéris, 20 comme améliorés, 18 comme aggravés, 13 suivis de mort; mais il ajoute que parmi les 16 cas de guérison, il n'y avait que 2 cas (l'un de Rehn, l'autre de Kümmell) de Basedow pur.

Jonnesco, au dernier Congrès de chirurgie, cite la statistique de Josef Sorgo (2), qui conclut dans le même sens.

Témoin (de Bourges), au même Congrès, donne trois observations qui, dit-il, « justifient bien la classification de Tillaux en goitres chirurgicaux et goitres médicaux »; il s'agit de trois thyroïdectomies partielles chez des basedowiennes :

La première, chez une femme de 40 ans, qui présentait une tumeur développée dans le lobe droit, du volume d'une orange, guérison complète depuis 1893 ; la seconde, chez une femme de 33 ans, qui présentait dans le lobe gauche et le lobe médian de petites tumeurs toutes accolées, toutes énucléables, guérison complète depuis 1894 ; la troisième enfin, chez une femme de 45 ans, goitre de Basedow pur, pas de tumeur, mort rapide en quinze jours.

« Les insuccès ne sont venus, dit Marie (3), que

(1) Separatabdruck der Mitteilungen aus den Grenzgebieten des Medizin und chirurgie. Dritter Band, 1898.

(2) Sorgo. — *Centralb. f. Grenzgeb. d. med.*, 1898, p. 320.

(3) Marie (P.). — *Société méd. des Hôp.*, 15 janvier 1897.

« quand on a voulu opérer, en généralisant par une « confusion regrettable, toutes les maladies de Basedow; de quelques succès, on a conclu à une indi« cation unique d'une maladie à manifestations si « variées. »

Mais si les insuccès sont la règle dans la maladie de Basedow pure, on a parfois enregistré des succès : c'est qu'en supprimant le goitre, on supprime une cause puissante de l'irritation qui entretient le cycle, qui « régénère ses effets » (Jaboulay). Wolff (1) a opéré neuf cas de Basedow pur, il note huit cas favorables, mais, ajoute-t-il, les malades n'ont pas guéri.

La sympathicotomie, elle aussi, a agi sur ces « pseudo-Basedow » : tels sont les cas de Jaboulay (2), Combemale et Gaudier (3), Durand (4), Jonnesco (5), et les observations II et IV, et ce n'est pas là une opération à distance, ainsi que le veut Doyon (qui la compare à la castration tubo-ovarienne dans les cas de fibromes utérins), puisqu'elle a supprimé la voie nerveuse par où se repercutent les effets du reflexe. Mais un fait certain, c'est qu'elle a donné dans ces cas, de moins bons résultats en général. Jonnesco le constate, malgré son optimisme, dans trois de ces cas. C'est que la cause excitatrice subsiste, et c'est aussi que l'irritation a quelquefois déjà engendré une véritable lésion, une névrite de propagation, et nous passons ainsi insensiblement aux formes suivantes :

(1) Loco citato.
(2) Vignard et Bernoud. — *Bull. méd.*, 1897.
(3) *Gaz. hebd.*, avril 1898.
(4) *Province médicale*, 1897.
(5) XIIe Congrès de chirurgie.

3°. — Forme fluxionnaire ou névralgique. — Cette forme, plus tenace que les précédentes, est encore mobile et curable le plus souvent. Elle est en rapport avec les diverses maladies qui peuvent engendrer des névralgies fluxionnaires : tels sont le rhumatisme dans toutes ses manifestatisns, la goutte, le diabète, toutes les affections dyscrasiques en un mot. Il y a déjà longtemps que Marchal de Calvi signalait les rapports du goitre exophtalmique et de la goutte.

Il y a des corps thyroïdes goutteux, rhumatoïdes secondaires à des névralgies congestives du sympathiques, comme il y a des névralgies sciatiques rhumatismales congestives.

Les éléments du diagnostic reposent donc encore ici sur l'examen approfondi du malade, et la thérapeutique s'inspirera avant tout des médications propres aux affections étiologiques.

Ces formes fluxionnaires sont les formes chroniques, à développement lent et progressif, dans lesquelles les troubles viscéraux ouvrent parfois la scène. Mais nous ne nous dissimulons pas que ce diagnostic par l'évolution et le simple aspect clinique ne repose pas encore sur des données assez certaines.

Aussi souvent le diagnostic restera-t-il en suspens.

D'autre part la névrite pourra s'installer et la forme curable deviendra grave et tenace, de même qu'une névrite sciatique tenace s'installe souvent à la suite d'une névralgie d'abord passagère.

Ce seront là les indications de la sympathicotomie, sans rien présumer de ses effets ; mais l'intervention est rationnelle et elle devra être tentée.

4°. — **Forme névritique.** — Celle-ci est d'emblée une affection grave, entraînant un trouble exagéré de la fonction des organes correspondants, un désordre profond de la santé générale, pouvant conduire à la mort. Toutes les causes infectieuses ou toxiques (1), les auto-intoxications peuvent lui donner naissance, et nous avons vu que les formes précédentes peuvent y aboutir.

Certaines affections des centres nerveux qui produisent des névrites périphériques, comme le tabes, pourraient engendrer la forme névritique de la maladie de Basedow, ce qui explique, mieux qu'on ne l'a fait encore, la coexistence souvent constatée de ces deux maladies.

Enfin, la cause peut être locale et directe : Trousseau, Peter et Lancereaux, Virchow, Recklinghausen n'ont-ils pas rencontré des tumeurs (myxomes, fibromes) sur le trajet du sympathique à des autopsies d'exophtalmiques ? et Gubler n'a-t-il pas constaté simplement la dégénérescence caséeuse de ganglions mésentériques comme seule lésion appréciable dans plusieurs faits de maladie d'Addison ?

Mais il doit s'agir le plus souvent de *névrites interstitielles* : « D'après ce que l'on peut présumer de leur « évolution et de leur étiologie, ces névrites paraissent

(1) Deux des observations inédites annexées à ce travail ont trait à des hommes, et nous avons relevé dans chacune d'elles des excès tabagiques ; il semblerait que cette affection, qui est beaucoup plus fréquente chez la femme, serait chez elle le plus souvent fonctionnelle (névrosique ou réflexe) tandis qu'elle serait plus souvent toxique ou infectieuse chez l'homme,

« se rattacher à la pathogénie si importante et si com-
« plexe du tissu conjonctif (Bard). »

Ces lésions conjonctives ont été rencontrées : M. le professeur agrégé Paviot a trouvé sur des ganglions cervicaux supérieurs, enlevés par M. Jaboulay, des lésions de sclérose conjonctive et de la pigmentation des cellules étoilées. Pilliet, sur les deux sympathiques enlevés par Témoin, a constaté « des lésions scléreuses évidentes ». Enfin, il faut peut-être rapprocher de ces faits les sympathiques énormes trouvés parfois par les chirurgiens : sympathique gauche de l'obs. V, et ceux de l'observation de Cerkez et Juvara.

Les cas nombreux où le sympathique a été trouvé sain ne constituent pas une objection aux théories sympathiques ; nous avons vu que la lésion n'était pas nécessaire pour que le synd rome s'installe. Quant au diagnostic de la forme névritique, il se fera avant tout par la cachexie, l'amaigrissement, ces phénomènes généraux étant dus surtout à des troubles de thyroïdisation, l'hypothyroïdisation pouvant succéder à l'hyperthyroïdisation, par épuisement de la fonction, ce qui explique ces coïncidences du myxœdème et de la maladie de Basedow dans quelques cas.

L'indication de la sympathicotomie se pose ici sans restriction, mais un nouvel élément intervient : il faudra opérer avant que la cachexie se soit trop étendue ; il faudra, en un mot, opérer les cas opérables. C'est ainsi (v. chap. V) qu'il faut interpréter l'insuccès de Témoin. Et peut-être la rapidité de la terminaison fatale dans cette observation est-elle attribuable dans une certaine mesure à un véritable

« coup de fouet » donné à la marche de la maladie par l'intervention chirurgicale.

De cette imparfaite étude des indications de la sympathicotomie, nous concluerons que si les résultats ont autant varié, c'est que l'on a opéré indistinctement tous les cas, les confondant tous sous la même étiquette, alors que dans certains l'intervention était inutile ou insuffisante, dans d'autres dangereuse.

En concisant notre pensée, nous dirons :

1° La sympathicotomie dans la maladie de Basedow doit céder la place au traitement (médical ou chirurgical) de la cause, toutes les fois que celle-ci peut être découverte.

2° La sympathicotomie est indiquée dans les cas graves, rebelles à tout traitement (symptomatique ou pathogénique), soit qu'il y ait eu aggravation lente, soit qu'il y ait eu aggravation par accumulation des paroxysmes.

3° Enfin, elle est nettement indiquée et doit être tentée dans la forme cachectique, mais elle ne doit pas être considérée comme l'ultima ratio du traitement.

OBSERVATIONS

Observation I.

(Recueillie dans le service de M. Jaboulay.) (1)

Maladie de Basedow complète. — Ablation bilatérale du ganglion cervical supérieur. — Grande amélioration.

B..... Jean, 43 ans, tisseur. Entré le 27 septembre 1898 à l'Hôtel-Dieu. Passé à Saint-Louis le 9 octobre 1898.

A. H. Mère morte à 64 ans d'affection pulmonaire. Père âgé de 71 ans, bien portant. 4 frères bien portants. Une sœur névropathe.

A. P. Dans l'enfance, rougeole. Le malade s'est toujours bien porté dans la suite. Pendant son service militaire, dysenterie. Marié à 26 ans; a eu deux enfants qui sont en bonne santé. Le malade n'accuse aucune maladie. Vie calme. Pas de syphilis, ni d'alcoolisme, ni d'impaludisme. *Excès tabagiques.*

L'affection actuelle a débuté il y a 5 ans. A ce moment, le malade constata qu'il ne pouvait se livrer à un travail pénible; la respiration lui manquait.

Déjà à ce moment il s'aperçut que son cou avait un peu grossi. Le malade attribue ces troubles à des ennuis qui, à cette époque, l'ont beaucoup affecté. Peu de temps après, son caractère changea; il devint irascible et emporté.

Depuis cette époque, le cou a continué à grossir lentement.

Dans le courant de l'année dernière, il a grossi brusquement, amenant de pénibles accès de suffocation.

Il y a un an, le malade s'aperçut qu'il ne pouvait écrire que très difficilement. Ses mains étaient animées d'un trem-

---

(1) Nous ne publions que les observations *inédites* de M. Jaboulay.

blement continuel. Son entourage constatait en même temps que ses yeux devenaient plus saillants.

Jamais de palpitations. Le malade a suivi plusieurs traitements : iodures, médication thyroïdienne. Celle-ci amène des vomissements, de l'amaigrissement, de l'augmentation du corps thyroïde. Il y a quelques mois, le malade a fait une saison à Vichy; un traitemennt hydrothérapique a amené de l'amélioration. Mais les vomissements persistèrent. Amaigrissement de 5 kil.

Actuellement, l'état général, malgré l'amaigrissement est assez satisfaisant. Exophtalmie considérable. Signe de Grœfe très net. L'accommodation est lente. Le cou est assez notablement augmenté de volume.

Hypertrophie générale du corps thyroïde. A la palpation, on constate la présence d'un frémissement vasculaire très net.

Les mains sont animées d'un tremblement vibratoire caractéristique. Au cœur, la tachycardie est notable : 148. Eréthisme vasculaire généralisé. Troubles vaso-moteurs au niveau de la face et de la poitrine.

L'écriture est tremblée.

1er octobre 1898. — Résection du ganglion cervical supérieur des deux côtés.

Le lendemain, l'exorbitisme a considérablement diminué. Le malade écrit très lisiblement, très facilement et sans trembler. La tachycardie a beaucoup diminué : 100.

30 octobre 1898. — L'amélioration a persisté. Le malade sort.

Observation II.

(Recueillie dans le service de M. Jaboulay.)

Maladie de Basedow complète. (Goitre basedowifié à début brusque.) — Incision unilatérale du ganglion cervical supérieur à gauche. — Mort, 12 jours après, d'érysipèle de la face.

B... Fleury, 57 ans. Employé. Entré le 25 mai 1898. Mort le 11 juin 1898.

Père mort de maladie de cœur. Mère morte d'affection pulmonaire. Pas d'antécédents nerveux. Frère et sœur actuellement bien portants. P onnellement le malade n'a eu que la rougeole. Mais il a toujours été très nerveux. Fut précoce au point de vue gén tal. Pas d'excès vénériens ni de maladies vénériennes. Pas d'acoolisme. *Excès tabagiques.* Marié à 21 ans 1/2. A 2 enfants : une fille actuellement mariée et mère de deux enfants bien portants ; un garçon qui a actuellement 30 ans, et qui est bien portant.

Début du goitre il y a 8 ans. Ce goitre traité par l'iodure disparut à peu près complètement. Il a cependant toujours eu depuis le cou un peu gros.

L'affection actuelle a débuté assez brusquement à l'occasion d'un accident. Le malade fut pris dans un éboulement de caisses chargées. Il n'avait jamais ressenti auparant ni palpitations, ni essoufflement, ni tremblement, ni aucun trouble fonctionnel. Le tremblement s'installa aussitôt après cet accident. Il était continu et violent. Il diminua un peu jusqu'à l'état où il est actuellement.

2 ou 3 mois après, le malade tomba peu à peu dans un état de faiblesse assez grande. Perte des forces et de l'appétit. A la suite d'accès de toux, il prit subitement une hernie inguino-scrotale assez volumineuse, qui fut opérée par M. Villard en juillet 1897. Pendant ce temps, le malade inquiet, consultait souvent divers médecins et suspendait fréquemment son travail ; on lui prescrivait séjour à la campagne, régime lacté, digitale, etc. Depuis octobre 1897 environ, sa

faiblesse l'oblige à s'aliter. Il reste jusqu'en mars au régime lacté. Depuis l'appétit est un peu revenu. Le malade entre dans le service le 23 mai 1898.

Actuellement. Tachycardie très marquée : 110. Palpitations lorsque le malade marche. Elles deviennent dyspnéiques lorsqu'il monte un escalier. Pouls irrégulier, arythmie cardiaque.

Rien à l'orifice aortique. A l'appendice xyphoïde souffle assez rude et constant. Au cou, les jugulaires battent très visiblement par regorgement systolique. Pas de pouls hépatique. Temporales flexueuses et dures. Œdème des jambes après la marche. Pas de varices. Tremblement peu marqué au repos, exagéré après un interrogatoire, lorsque le malade est fatigué. Mais il a considérablement diminué depuis l'accident, au dire du malade. Les yeux sont en exorbitisme assez marqué. Les paupières néanmoins se ferment bien, pas de signe de Græfe, goitre peu apparent. On sent sur la ligne médiane un lobule thyroïdien très arrondi. Tour du cou, 36 centimètres. Cette circonférence atteignait 46 centimètres lors du début du goitre, il y a 8 ans.

Anorexie marquée depuis un an. Amaigrissement de 22 kilogs environ en 2 ans. Pas de phénomènes paralytiques ni anesthésiques. Maux de tête assez fréquents.

Quelques râles de congestion aux deux bases. Urines transparentes, un peu rouges. Disques diffus d'albumine. Pas de sucre.

29 mai 1898. Opération à gauche : *excision de la partie inférieure du ganglion cervical supérieur*, avec 1 centimètre environ du cordon sympathique.

Au moment de la section, accélération très marquée du pouls ; un moment après il se ralentit et devient plus plein.

Immédiatement après l'opération, on constate que l'ouverture de la fente palpébrale gauche a diminué.

1er juin. — Myosis à gauche. Ptosis du même côté. Pouls à 104. Tremblement notablement diminué. Tour de cou : 34 cent.

La matité cardiaque déborde de 1 à 2 travers de doigt le bord droit du sternum. La pointe est plus déjetée en dehors qu'abaissée. Choc en dôme. Le foie, douloureux à la pression, déborde les fausses côtes. La paroi thoracique présente un aspect tout à fait particulier. Développement considérable des veines sous-cutanées. Au niveau du cou, battements très marqués. Les jugulaires sont distendues. Souffle systolique intense à l'appendice xyphoïde. Battements épigastriques. Deuxième bruit clangoreux. Pouls radial petit, de tension moyenne, peu bondissant, même quand on élève le bras.

7 juin. — Pendant la nuit, la température s'élève. Ce matin, apparition d'un érysipèle de la face. Nez fortement œdématié. Les symptômes du goitre exophtalmique sont dans le même état qu'après l'opération.

10 juin. — La température se maintient entre 39° et 39° 5. La face tout entière est rouge et œdématiée. Teinte ictérique des conjonctives. Les urines déposent fortement. Le malade a déjà eu trois atteintes d'érysipèle de la face à 14, 22 et 50 ans.

11 juin. — La température s'est abaissée de 1°. Apathie et asthénie très marquées. Sueurs profuses. Injection de sérum de un litre.

Mort à 3 heures. L'auptosie n'a pu être faite.

Observation III.

(Recueillie dans le service de M. Jaboulay.)

Maladie de Basedow. — Prédominance de la tachycardie. — Section bilatérale du sympathique cervical au-dessus du ganglion cervical supérieur. — Amélioration.

G..., Claudine, 24 ans, domestique à Jallieu (Isère). Entrée salle Saint-Paul, n° 43, le 18 juillet 1898.

Issue de parents tuberculeux. Il ne semble pas y avoir d'hérédité nerveuse.

Elle-même a toujours été très impressionnable et nerveuse, mais n'a jamais eu de crise d'aucune sorte. Réglée à 15 ans, toujours régulièrement. Soignée pour chlorose de 15 à 18 ans. Il y a 4 ans, la malade était au service d'une dame un peu démente ; elle eut alors beaucoup de peines morales et de surmenage physique. C'est à cette époque qu'elle a commencé à trembler. Le tremblement s'est établi progressivement et a augmenté peu à peu, accompagné d'un état gastrique peu grave, consistant en une sensation de pesanteur au creux épigastrique après l'ingestion des aliments, et un peu d'anorexie. Il y a un an, la malade fit un séjour à l'hôpital de la Croix-Rousse dans le service de M. Audry.

Après deux mois de traitement par l'hydrothérapie, elle sortit de l'hôpital un peu améliorée. Mais au bout de quelques jours, les symptômes ont repris une nouvelle intensité et se sont accrus progressivement jusqu'à l'heure actuelle.

Actuellement, l'état général n'est pas mauvais. La malade prétend cependant avoir beaucoup maigri.

Depuis quelque temps elle éprouve des douleurs fugaces, dont le siège est inconstant. Les yeux sont un peu gros, peu saillants. Les paupières se ferment facilement ; mais la malade raconte qu'elle a parfois de la difficulté à les fermer. La vue a baissé un peu. Les muscles moteurs de l'œil paraissent intacts ; la malade peut facilement suivre le doigt dans toutes les directions ; seule la convergence est difficile. Les pupilles sont un peu dilatées, elles réagissent paresseusement à l'accommodation.

Au cou, c'est à peine si on peut percevoir une petite grosseur répondant au corps thyroïde. La malade n'éprouve pas de difficulté à respirer. Quelquefois cependant, à la suite d'émotions, elle ressent une constriction à la gorge.

Le tremblement est assez intense aux membres supérieurs, surtout aux doigts. Il est plus accusé le matin, augmente avec les émotions, et diminue le soir.

Aux membres inférieurs, le tremblement est moins marqué. Les oscillations sont peu étendues mais se suivent assez rapidement. Le tremblement rend l'écriture difficile surtout lorsqu'on fait écrire la malade très lentement.

Au cœur, les bruits sont bien frappés et on ne perçoit rien d'anormal aux orifices. La tachycardie est intense, sans faux pas, ni intermittences. Elle est variable avec les mouvements de la malade, les émotions, etc. Pouls : 120. Rien aux poumons. Urines normales.

Le 1er août 1898. — Section bilatérale du sympathique cervical au-dessous du ganglion cervical supérieur.

Le 2 août. —Les yeux sont moins saillants. La malade n'éprouve pas du tout de difficultés à fermer les paupières. Le pouls oscille autour de 90 pulsations à la minute. Le tremblement est amoindri.

10 août. — La malade n'éprouve plus de palpitations. Le tremblement a presque totalement disparu et l'écriture est à peu près normale. (La malade dit n'avoir jamais mieux écrit.)

Le pouls est un peu rapide (90) mais le nombre des pulsations, on le voit, a diminué de moitié depuis l'opération.

Les pupilles sont plutôt un peu contractées ; elles réagissent bien à la lumière et à l'accommodation.

Persistance de quelques troubles vaso-moteurs (sensation de chaud ou de froid sans cause extérieure).

Le 17 août 1898, la malade quitte le service très satisfaite du résultat.

Observation IV.

(Recueillie dans le service de M. Jaboulay.)

Maladie de Basedow complète. — Section bilatérale au niveau du ganglion cervical supérieur. — Grande amélioration.

T....., Pauline, 23 ans, domestique, entrée salle Saint-Paul, n° 50, le 9 août 1898.

Père mort de chute. La mère aurait toujours été nerveuse.

Des sœurs anémiques; la malade a elle-même présenté longtemps les mêmes troubles. Réglée à 12 ans, assez régulièrement. Anémie vers la 16e année. Phénomènes nerveux : (irritabilité, émotivité). Jamais de crises. Enfin, depuis 25 mois, troubles basedowiens pour lesquels elle entre à l'hôpital. A noter un certain degré d'infantilisme. La malade paraît 15 ans. D'ailleurs elle aurait vécu dans de mauvaises conditions de logement et d'alimentation, ce qui explique son amaigrissement, et, dit-elle, ses troubles exophtalmiques.

Il y a 15 mois, la malade a constaté l'hypertrophie de son cou. Puis sans qu'elle puisse exactement préciser, le tremblement des mains est apparu. La tachycardie avec essoufflement s'est manifestée assez tôt.

Il y a un an, un traitement institué par M. le Professeur Poncet (pommade iodurée) n'a donné aucun résultat.

Enfin, il y a 2 mois, un traitement hydrothérapique, aidé de la cessation d'un travail pénible, amena une amélioration très marquée. L'appétit perdu se releva et l'éréthisme général se calma.

Actuellement, les troubles s'étant à nouveau exagérés, la malade entre avec les symptômes classiques d'un goitre exophtalmique.

On constate:

1° au cœur : La malade présente une tachycardie très marquée, variable du reste suivant les attitudes, les mouvements, l'éloignement des repas, les émotions (110-115-120 pulsations à la minute). Pas d'intermittences vraies, pas de faux pas. Les battements sont énergiques, la pointe du cœur offre une zone de battements assez étendue à 1 cent. 1/2 en dehors de la ligne mamelonnaire. A l'auscultation, le premier bruit à la pointe un peu allongé, mais bien frappé.

Rien aux orifices, sinon à l'orifice tricuspidien (1er bruit nettement allongé et par moment assourdi); à l'orifice de l'artère pulmonaire, dédoublement du premier bruit réalisant assez nettement le bruit de galop. Pas d'hypertrophie proprement dite, au niveau des carotides, souffle systolique dur, râpeux, très intense. Au niveau des jugulaires, il y aurait eu un souffle au dire de la malade, d'après un médecin. Mais actuellement l'intensité du souffle carotidien masque tout. Comme autres troubles vasculaires, la malade aurait eu des vertiges, de la cyanose, etc.

2° Le goitre n'est pas très volumineux ; il occupe la région inférieure du cou, en un demi collier plus marqué à droite. D'ailleurs il a débuté à droite et n'existe à gauche que depuis quelque temps. Il ne remonte guère en son point le plus élevé au-dessus d'une ligne passant à un centimètre au-dessus de l'os hyoïde. A droite il dépasse le sterno-cleido-mastoïdien. Tour de cou au-dessus du goitre, 26 cent. Périmètre au niveau du goitre, 35 cent.

A la palpation, résistance assez grande. Pas de noyaux. Frémissement assez marqué, mais réductibilité peu marquée. A l'auscultation, bourdonnement avec renforcement artériel. La tumeur grossit quand la malade se penche en avant : quand elle est dans le décubitus dorsal, la tumeur s'étale, s'élargit. Les émotions accroissent son volume.

3° Les troubles oculaires sont peut-être les plus marqués. Exorbitisme très prononcé surtout à gauche, au point qu'il est impossible à la malade de fermer les yeux. Elle dort les yeux demi ouverts. Cette exophtalmie serait augmentée par les émotions, la station inclinée. Il en résulte :

a) L'impossibilité de fermer les paupières, et la présence de la pupille derrière la paupière supérieure (signe de Stellwag).

b) L'ouverture palpébrale est agrandie.

c) La malade dort les yeux ouverts.

On n'a pas nettement le signe de Græfe (défaut de synergie entre les mouvements de l'œil et de la paupière). Il y aurait eu du larmoiement (signe de Berger). Enfin le signe de Möbius (défaut de convergence) se présente avec une modalité spéciale : l'objet examiné étant à 25 centimètres, convergence parfaite, l'objet se rapproche, la convergence persiste. Mais quand l'objet est à 4 ou 5 centimètres, brusquement l'œil droit diverge en dehors et l'œil gauche continue à fixer l'objet.

Comme autres troubles oculaires on aurait noté : un peu de photophobie (la malade dit préférer « les jours de pluie ») des mouches volantes dans la moitié supérieur du champ visuel droit. Pas de diminution du champ visuel.

4° Le tremblement est le premier symptôme dont la malade se plaint. Au membre supérieur, tremblement total. Les doigts sont animés de mouvements rapides plus marqués que ceux du bras, à l'occasion surtout des mouvements volontaires. En plus des petits mouvements continus dont la totalité de la main est agitée, on note de petites secousses survenant toutes les quatre ou cinq secondes et déterminant un mouvement d'extension puis de flexion de un ou deux doigts. Au membre inférieur, le tremblement est au moins aussi marqué qu'au membre supérieur. Pied en extension. Pas de mouvements des orteils individuellement. A la langue, tremblement fibrillaire, retrait, puis propulsion de la langue (d'ailleurs peu marqué).

La malade a des crampes et surtout très nettement le dérobement des jambes de Charcot-Marie. Il faut du reste mettre simplement ce symptôme sur le compte de la faiblesse dont se plaint la malade.

5° Douleurs névralgiques qui n'existaient pas avant l'affection actuelle. Elles sont plus intenses du côté droit.

Troubles vaso-moteurs. — La malade est particulièrement sensible au chaud. Bouffées de chaleur fréquentes. Enfin nous signalerons les troubles menstruels plus marqués depuis quinze mois, date du début de la maladie. Les règles n'ont pas apparu. En revanche, pertes blanches.

Troubles digestifs : diarrhée, inappétence. Appétit bizarre et irrégulier.

Comme troubles intellectuels, la malade serait plus irritable, plus nerveuse. Elle se déprime facilement, pleure pour un rien. Elle a eu des cauchemars. Jamais de crise.

Le 9 août 1898. — Opération : *section bilatéral du sympathique cervical au niveau du ganglion cervical supérieur.*

10 août. — On a 100 au pouls, puis 95. Plus d'exorbitisme, les paupières se ferment absolument. Etat plus calme, sommeil plus tranquille.

17 août. — Exophtalmie très peu marquée, mais l'amélioration apparue au lendemain de l'opération et même immédiatement après s'est très accentuée. Tremblement beaucoup moins marqué qu'auparavant. Tachycardie moindre, variable (environ 90). Goitre diminué (32 cm.) Etat général très amélioré. Sommeil plus facile. Vision plus nette.

Observation V.

(Recueillie dans le service de M. Jaboulay.)

Maladie de Basedow complète. — Elongation bilatérale du sympathique. — Amélioration de l'exophtalmie et disparition du tremblement.

Joséphine F..., 18 ans, repasseuse. Entrée le 21 octobre aux quatrièmes-femmes, et le 19 décembre à Saint-Paul (Hôtel-Dieu de Lyon).

Sa grand'mère paternelle aurait eu un goitre latéral gauche, mais sans exophtalmie. Mère morte à la Charité de suites de couches. Cinq frères ou sœurs bien portants. Une sœur de 11 ans 1/2 avait eu la chorée. Père alcoolique, grand buveur d'absinthe.

La malade a eu une rougeole en bas âge qui lui a laissé une amaurose presque complète de l'œil droit. Elle est réglée depuis un ans ; les règles furent régulières et normales pendant trois mois puis elles disparurent et ne se sont pas encore rétablies depuis cette époque. Nous remarquerons que cette cessation des règles coïncide à peu près avec la date que la malade assigne au début des phénomènes basedowiens.

Il y a trois ans, la malade a présenté des symptômes d'anémie : pâleur, essoufflement, œdème des malléoles, perte d'appétit. Son métier de repasseuse la fatiguait beaucoup, par suite de la station verticale qu'elle était obligée de garder toute la journée et par suite de la chaleur de l'appartement où elle travaillait. Elle se plaça alors comme bergère à Saint-Genis-Laval aux services d'une femme qui s'enivrait et qui la battait souvent. La malade, craintive, épeurée, aurait présenté à ce moment des phénomènes choréiques, caractérisés par des mouvements incessants des bras et des jambes, mouvement disparaissant au bout d'un quart d'heure pour revenir à la moindre cause provocatrice.

Puis, à peu près au moment de l'établissement de ses règles, la malade s'aperçut qu'elle prenait des palpitations surtout en marchant vite et en montant des escaliers. En même temps un goitre apparaissait et allait s'accroissant.

La malade entre alors à l'Hôtel-Dieu, dans le service de M. le professeur Teissier ; c'était il y a environ quatre mois. On constate du tremblement, un pouls à 110; un cou de 33 centimètres de circonférence. Le 19 décembre elle entre à Saint-Paul dans le service de M. Jaboulay.

Actuellement, on est frappé par l'exophtalmie et le goitre. Les yeux sont saillants, pas de signe de Græfe, mais l'occlusion des paupières est imparfaite. Les conjonctives sont bleutées.

Le goitre est assez volumineux, peu mobile sur les plans profonds ; il suit les mouvements du larynx. Il ne présente pas de souffle mais est animé de battements.

Circonférence du cou = 33 cent. 1/4. Le cœur bat très vite à 130, régulièrement. Pas de souffle. Pas d'hypertrophie. Les carotides battent violemment.

La malade s'émotionne facilement, elle est craintive et peureuse. Anorexie. Foie ne dépassant pas le rebord des fausses côtes. Respiration assez fréquente. Rien à l'auscultation. Marche pénible, ses jambes se dérobent sous elle. Le tremblement des mains est accusé ; l'écriture, très tremblée quand la malade écrit lentement; l'écriture rapide est impossible. La malade accuse encore la sensation de chaleur classique. Pas d'ovarie, ni de douleur à la pression sous le mamelon. Un léger degré d'anesthésie à l'avant-bras droit et d'hyperesthésie à l'avant-bras gauche ; aux jambes, de même, mais la différence est moins marquée.

Réflexes conservés et normaux.

20 décembre. — M. Jaboulay pratique *l'élongation bilatérale du sympathique cervical.* L'élongation de chaque côté a duré environ une minute. Le sympathique, découvert au niveau du ganglion supérieur, est beaucoup plus gros à gauche qu'à droite. Les tissus sont injectés.

Pendant l'élongation, on constate deux phases très nettes au pouls : accélération brusque et intense, ralentissement presque aussi brusque avant que l'élongation ait cessé.

20 decembre (soir). — Le tremblement a diminué ; l'exophtalmie a subi une amélioration frappante ; les paupières arrivent à l'occlusion presque parfaite, l'éclat des yeux et l'expression du visage sont modifiés.

La malade est calme.

Le pouls est à 144. Température : 37°8.

22 décembre. — Dyspnée violente, tachycardie accrue (144), mais la malade « sent moins son cœur ». Le goitre n'est pas modifié comme volume, les battements ont cessé.

En définitive, le tremblement a disparu, l'agitation nerveuse n'est plus ce qu'elle était avant l'opération, l'exophtalmie a diminué (cette diminution est de plus en plus sensible), du larmoiement, de la sialorrhée, de la vaso-dilatation faciale et conjonctivale, le ptosis, ont apparu, tous phénomènes que l'on a observés à la suite de la section du sympathique chez les basedowiens, mais ni la tachycardie, ni le goitre, ni la dyspnée n'ont été modifiés (1).

Il y a même une certaine augmentation de la tachycardie et de la dyspnée, mais qui nous semble dépendre de phénomènes pulmonaires : il y a en effet, des râles de congestion et d'œdème aux deux bases. Nous attribuerons cette congestion à l'éthérisation, elle explique la légère élévation de

(1) A noter pas de modification de la pupille ; elle est restée ce qu'elle était avant l'opération, c'est-à-dire normale.

température que le malade présente le soir (38°7, le 23 décembre).

Douleurs cervico-occipitales assez intenses.

26 décembre. — Le larmoiement, la sialorrhée, la vasodilatation de la conjonctive et de la face ont disparu à peu près complètement.

4 janvier 1899. — Persistance de l'exophtalmie et disparition complète du tremblement. L'écriture est parfaite, la marche beaucoup plus facile. La malade, étant couchée, saisit aisément un objet sur la planchette de son lit, sans se retourner. Goitre : 33 centimètres. Tachycardie : 120.

La malade a retrouvé le sommeil et l'appétit.

Observation VI. (1)

(Due à l'amabilité de M. le docteur Depage, de Bruxelles.)

Maladie de Basedow complète. — Résection totale et bilatérale des sympathiques cervicaux. — Amélioration de l'exophtalmie et du tremblement.

X..., la malade est âgée de 35 ans. Son père, âgé de 74 ans, est bien portant ; sa mère est morte à 54 ans des suites d'un cancer du sein. Deux frères sont bien portants ; un troisième s'est suicidé à l'âge de 19 ans. Une sœur est morte à la suite de couches.

Comme maladies antécédentes, rien à noter.

La malade n'a jamais eu d'enfant. Il y a huit ans environ, elle a ressenti de violents battements dans la région épigastrique. A cette époque, prétend-elle, différents médecins ont diagnostiqué un anévrisme de l'aorte. Un peu plus tard, des battements semblables sont apparus le long des carotides ; puis le cou s'est mis à gonfler et en même temps la patiente devint sujette à des vertiges, à des battements de cœur qui s'exagéraient par la marche et la moindre fatigue. Tous ces phénomènes s'accentuèrent progressivement.

---

(1) Cette malade a été présentée à la Société royale des Sciences médicales et naturelles de Bruxelles, le 7 novembre 1898.

Actuellement, tous ces symptômes persistent : battements de cœur, battements épigastriques avec douleur lombaire, battements dans le cou, battements à l'angle interne de l'œil, douleur dans les yeux, insomnie, vertiges, quelquefois bourdonnements d'oreille. Exophtalmie assez prononcée, surtout du côté gauche, et existant depuis trois mois environ ; tremblement des mains nettement accusé. Le cou est augmenté de volume dans toute sa partie inférieure, et l'on y constate l'existence d'un goitre dur, occupant les deux lobes du corps thyroïde, chacun de ceux-ci présentant le volume d'un œuf de poule. A l'auscultation, les battements du cœur sont très saccadés, rapides, avec un souffle systolique, rude, audible le long des carotides et sur toute l'étendue de l'aorte. Cette dernière bat d'une façon exagérée. Le pouls est à 140, régulier, bondissant. La malade est d'un tempérament extrêmement nerveux et l'agitation chez elle est telle, qu'il nous a été impossible de prendre sa photographie. De 63 kilogrammes qu'elle pesait il y a huit ans, son poids est tombé à 48 kilogrammes.

Elle a été soumise, il y a six ans, à un traitement ioduré, à dose très forte, puis elle a pris du bromure pendant un certain temps; on a essayé de la suggestion sans résultat; enfin, il y a un mois et demi, on a institué le traitement à la thyroïdine, à la dose de deux ou trois comprimés par jour.

En présence de l'inefficacité de ces différents moyens thérapeutiques, son médecin traitant lui conseilla de se faire faire la section des sympathiques cervicaux, et c'est dans ce but qu'elle s'adressa à moi.

Le 3 août 1898, je lui pratiquai la *résection complète des deux sympathiques cervicaux*, d'après la technique recommandée par Jonnesco. Du côté droit le nerf fut enlevé dans toute sa portion cervicale y compris les ganglions supérieur, moyen et inférieur. A gauche, le ganglion cervical inférieur ne fut réséqué qu'en partie. Je vous présente ici ces deux nerfs.

Le lendemain de l'opération, la malade se trouve dans un état de forte dyspnée ; elle est aphone et paraît inquiète, son pouls battant 128 à la minute, est irrégulier ; il offre des intermittences, des faux pas fréquents, comme s'il y avait un manque d'équilibre dans les battements cardiaques : la respiration est fréquente et les inspirations se font par saccades.

Cet état persiste pendant plusieurs jours, mais au bout du cinquième, c'est-à-dire à partir du 8 août, une certaine amélioration semble se manifester.

Les traits du visage prennent une allure plus calme, la dyspnée diminue, le pouls est devenu presque régulier, mais reste fréquent à 161. Le souffle cardiaque et aortique a beaucoup diminué, la voix se rétablit peu à peu.

Cette amélioration s'affirme de jour en jour, et le 20 août, la malade sort de l'Institut, elle est plus calme, elle ne ressent plus les battements auxquels elle était sujette avant l'opération : tout malaise a disparu ; il en est de même des bourdonnements d'oreille et des douleurs au niveau du globe oculaire ; l'exophtalmie a beaucoup diminué ; il en est de même du tremblement, mais la tachycardie persiste et le goitre ne s'est guère modifié.

Depuis, le mieux s'est encore accentué, et pour nous résumer, voici, en quelques mots les résultats de l'opération pratiquée il y a juste trois mois :

Du côté du goitre, résultat nul ; exophtalmie fortement diminuée ; elle est à peine encore visible ; tachycardie non modifiée quant à la fréquence des battements, mais ceux-ci sont devenus plus réguliers et le pouls a pris plus de consistance, il est moins saccadé ; le tremblement a pour ainsi dire disparu. L'état général s'est modifié d'une façon manifeste, en ce sens que la malade a pris un certain embonpoint ; elle est moins nerveuse, moins agitée ; elle trouve elle-même que son état n'est plus comparable à ce qu'il était avant l'intervention.

CONCLUSIONS

I. — La physiologie pathologique de la maladie de Basedow s'explique par l'excitation d'un certain nombre de « plexus sympathiques », et en particulier des plexus cardiaque, thyroïdien, et de ceux qui commandent aux muscles moteurs de l'œil.

II. — Les résultats des interventions sur le sympathique cervical dans la maladie de Basedow n'ont jamais été proportionnels à l'étendue du sacrifice fait du sympathique, ni en rapport avec la nature du procédé de destruction employé.

III. — Les résections étendues et totales semblent même prédisposer aux récidives (cas de Soulié, cas de Peugniez).

IV. — La simple section du sympathique cervical est déjà une arme plus puissante qu'on ne l'a supposé, puisqu'elle entraîne des dégénérescences ascendantes et descendantes éloignées. Peut-être y aurait-il intérêt à agir plus simplement encore: M. Jaboulay vient de pratiquer, dans un cas de maladie de Basedow classique, l'élongation bi-latérale du sympathique cervical (obs. V) : les résultats immédiats ont été identiques à ceux qu'a obtenus Depage (obs. VI) par la résection totale et bi-latérale, dans un cas comparable.

V. — Les résections étendues étant écartées pour leur inutilité et leurs dangers et la valeur de l'élongation n'étant pas encore suffisamment établie, l'intervention de choix sera la plus facile et la plus rapide : c'est la section ou l'ablation du ganglion cervical supérieur (Jaboulay).

Cette opération représente en quelque sorte la sympathicotomie *au lieu d'élection.*

VI. — Les résultats thérapeutiques de la sympathicotomie se font remarquer avant tout par leur diversité, leur valeur inégale suivant les cas, leur inconstance.

Toutes les combinaisons sont possibles.

VII. — Toutes les formes de la maladie de Basedow ne sont pas justiciables de la sympathicotomie, et si les résultats ont varié dans d'aussi grandes proportions, c'est que l'on a indistinctement opéré tous les cas.

VIII. — Les indications de la sympathicotomie sont contenues dans les trois propositions suivantes :

1° La sympathicotomie doit céder la place au traitement (médical ou chirurgical) de la cause, toutes les fois que celle-ci peut être découverte ;

2° Elle est indiquée dans les cas graves, rebelles à tout traitement (symptomatique ou pathogénique), soit qu'il y ait eu aggravation lente, soit qu'il y ait eu aggravation par accumulation des paroxysmes ;

3° Enfin elle est nettement indiquée et doit être tentée dans la forme cachectique, mais elle n'est pas l'ultima ratio du traitement.

BIBLIOGRAPHIE.

ABADIE.— Xe Congrès de chirurgie 1896. — *Presse médicale*, 3 mars 1897.— *Gazette des Hôpitaux*, 8 juillet 1897.

AHMED-HUSSEIN. — Th. Lyon, 1896.

BALUS. — Th. Bucharest, 1897.

BARD (L.). — Ier Congrès français de médecine. Lyon 1894. Considérations sur la pathologie des plexus viscéraux.

BÉRARD (L.). — Th. Lyon, 1896. Thérapeutique chirurgicale du goitre.

BERNOUD. — *Bulletin médical*, 19 décembre 1897.

BOISSOU. — Th. Paris, 1898.

BRAULT. — Maladie d'Addison, Traité de médecine de Charcot-Bouchard, tome V.

BRIAU. — Th. Lyon, 1897.

BUSCHAU. — Basedow's'che Krankheit. Leipzig, 1894.

CERKEZ et JUVARA. — *Presse médicale*, 25 décembre 1897.

CHAUFFARD et QUENU. — *Presse médicale*, 3 juillet 1897.

COMBEMALE et GAUDIER. — *Gazette hebdom. de méd. et de chir.*, 24 avril 1898.

CYON (DE). — Académie des Sciences, 1897.

DASTRE ET MORAT. — Société de Biologie, 1883. Recherches sur les vaso-moteurs. Paris, 1884.

DELAGÉNIERE. — *Revue des sciences médicales*. 1898 (IIIme fascicule).

DEPAGE — Rapport à la Société royale des Sciences médicales de Bruxelles, 7 nov. 1898.

DOYEN. — XIe Congrès de chirurgie, 1897.

DUPUY. — Th. Lyon, 1897.

DURAND. — *Province médicale*, 1897.

EDMUNDS ET JESSOP. — *Journal of pathology and bacteriology*, 1896.

EULENBURG. — Basedow's'che Krankheit. *Berlin. Klinik Wochenschrift*, 1897.

FRANÇOIS-FRANCK. — *Dictionnaire encyclopédique des sciences médicales*, article SYMPATHIQUE.

GAYET. — *Lyon médical*, juillet 1896.

GASKELL. — *The Journal of Physiology*, 1886. Recherches sur le système nerveux viscéral et vasculaire.

GASKELL. — *Archives de Physiologie*, 1888, p. 56.

GÉRARD-MARCHANT et ABADIE. — *Presse médicale*, 3 juillet 1897.

GÉRARD-MARCHANT. — *Gazette des Hôpitaux*, 1er juillet 1897. Société de chirurgie de Paris, 1898.

Jaboulay. — *Lyon médical*, 22 mars 1896 ; 31 mai 1896 ; 14 mars 1897 ; mai 1897 ; 31 octobre 1897. — *Presse médicale*, 12 février 1897. — XIe Congrès de chirurgie. — Académie de médecine, septembre 1897. — Travaux de Neurologie chirurgicale, 1898, p. 263.

Jonnesco. — Xe Congrès de chirurgie (Paris), 1896. — *Centralblatt für chirurgie*, 9 janv. 1897. — *Arch. prov. de chir.*, 1897. — *Presse médicale*, 23 oct. 1897. — XIe Congrès de chirurgie, 1897. — *Presse médicale*, 9 juin 1898. — Académie de médecine, oct. 1897 et avril 1898. — XIIe Congrès de chir., 1898.

Marie — *Société médicale des Hopitaux*, 15 janvier 1897. Mal. de Basedow et Goitre basedowifié.

Mislawsky et Elinson (de Kasan). *Société de Biologie*, 1896.

Morat. — Le grand sympathique et le corps thyroïde. *Presse médicale*, 22 décembre 1897.

Morat et Doyon. — Académie des sciences, 13 juillet 1896.

Notys. — Thèse, Lyon, 1898.

Peugniez. — *Gaz. méd. de Picardie*, 1898.

Poncet. — Acad. de Méd. Septembre, 1897.

Reclus. — *Bull. Acad. Méd.*, 22 juin 1897.

Renaut. — Congrès de Neurologie de Bordeaux, 1895.

Rendu. — Dict. encyclop. des Sc. méd. Art. Goitre exophtalmique.

Rosenthal. — Traité clinique des maladies du système nerveux. Paris, 1878.

Schwartz. — Société de Chirurgie. Novembre 1898.

Soulié. — *Arch. proc. chir.*, VI, p. 579.

Souques. — Traité de médecine de Charcot-Bouchard. Art. Goitre exophtalmique.

Témoin. — XIIe Congrès de Chirurgie, 1898 (page 210).

Thiriar et Depage. — Société belge de Chirurgie. Avril 1897.

Trousseau. — Clinique de l'Hôtel-Dieu, tome II.

Vignard. — *Bulletin médical*, 21 février 1897.

Wolff (de Berlin). — Ueber die halbseitige Kropfextirpation bei Basedow'scher Krankheit. (Separatabdruck der Mitteilungen ans den Grenzgebieten der medizin und chirurgie. (Dritter Band, 1898).

18 007 — Lyon — Imprimerie L. BOURGEON, 7, rue des Marronniers.

www.ingramcontent.com/pod-product-compliance
Ingram Content Group UK Ltd.
Pitfield, Milton Keynes, MK11 3LW, UK
UKHW020349230726
13925UKWH00003B/1040